スゴ腕サージャンが解説！

改訂版

最高の白内障手術

中原将光
NAKAHARA MASAMITSU

幻冬舎MC

スゴ腕サージャンが解説！

改訂版　最高の白内障手術

はじめに

「私、失敗しないので――」

人気ドラマ『ドクターX』の主人公、スゴ腕外科医の決めぜりふです。「失敗しないドクターなどドラマの世界だけだ」と思っている方は多いかもしれませんが、現実の世界にもスゴ腕のドクターはいます。

僕は２００３年以降、３万件を超える眼科手術を手がけてきました。また、網膜硝子体手術という非常に難しい手術も行い多くの患者さんの目を治してきました。２０１９年までは勤務医として、２０１９年以降はフリーランスの眼科外科医として、殺到する手術依頼に応えていたのです。そして２０２１年、自分が理想とする手術を行うために最先端の医療機器をそろえたクリニックをつくりました。このクリニックでは医師は僕一人だけで診察から手術まで一貫して行っており、単独医師によるものとしては日本でトップクラスの眼科手術件数を誇っています。眼科の手術は㎜単位の切除などの技術を必要とし、少しでも手が震えれば手術がより一層難しくなりますが、僕は手術中、絶対に手が震えません。また、手術実績をアピールしているドクターのなかには簡単な手術しか行わない人もいますが、僕はどんな難しい手術も引き受け、失敗することがないので依頼が途切れることがありません。

最近、「白内障手術は簡単な手術」と言う医師が増えました。しかし、患者さんによく話を聞くと、「手術は怖くないのか」「本当に見えるようになるのだろうか」「治療法や医師をどう選んだらよいのか」など、さまざまな心配事を抱えています。

白内障は、目の中にある水晶体が濁り、目のかすみやまぶしさ、視力低下などが起きてくる病気です。厚生労働省の患者調査によると、２０２０年の推定患者数（入院、外来）は７万９０００人で、その88・8％が65歳以上の方です。発症者は50歳代で37〜54％、60歳代で66〜83％、70歳代で84〜97％、80歳以上で１００％と報告されています。つまり、年をとれば誰でも白内障になります。

しかし今や、白内障は手術で治せる病気になっています。手術では濁った水晶体を取り出し、代わりに人工のレンズを挿入します。「新しい目に生まれ変わる」ので、むしろ

「以前より良い目になる」といってもよいのです。同時に老眼や乱視を治したり、近視や遠視の矯正をしたりすることも可能です。

一方で、手術後に不満を訴える方も増えてきています。例えば、術後に「期待したとおりの見え方になっていない」といった声が少なくありません。手術を専門にしてきた僕から見ると、白内障手術は安全に行えるようになってきたとはいえ、非常に繊細な手術です。ですから患者さんには、やはり高い技術をもったドクターを選んでほしい。そんな思いから２０２１年に第一版を出版し、本書はその改訂版です。３年の間にレンズの種類が増え、手術の選択肢が増えていることを知ってもらいたいのです。

もちろん、無理して手術を受ける必要はありません。しかし白内障手術は、進行してから受けるよりもその人にとって最も適切な時期に受けたほうがより多くのメリットを享受できます。手術の安全性も高まりますし、見え方の質など患者さんの希望がよりかないやすいといえます。加えて、よく見えるようになることで、認知症や転倒などによる寝たきりになるリスクの軽減にもつながります。つまり、健康寿命も延ばせるということです。

この本では、最新の〝最善・最良の白内障手術〟について分かりやすく紹介していきます。良い手術とはどのような手術か、医師選びや眼内レンズの選び方、それから加齢とともに増えてくる緑内障や加齢黄斑変性について、僕の得意分野である網膜剥離などの網膜硝子体手術についても書き加えました。皆さん一人ひとりが、ご自身の選択によって最良の白内障手術を受け、快適な眺めを手に入れられるよう、誠心誠意、心を込めて書いたつもりです。

白内障手術はどこでも受けられますが、同じではありません。あなたの今後の人生をかけてもいいと思えるクリニック選びの一助となれば幸いです。

目次

はじめに　2

第1章
年齢を重ねれば発症率100％！の白内障とは？

誰もがなり得る白内障、原因の9割は加齢によるもの　16
白内障の代表的な症状　17
◆白内障によくある症状　18
白内障になるとなぜ見えにくくなるの？　20
白内障の種類・濁りのタイプ　22
◆水晶体の白身が濁るタイプ　24
◆水晶体の黄身（核）が濁るタイプ　25
◆水晶体の殻（嚢）が濁るタイプ　26
白内障の治療法～薬物療法では治らない　27
白内障は今や積極的に治療していく時代　29

手術の検査・手順について 31
白内障の術前に行う主な検査 33
白内障手術の主流は「超音波乳化吸引術」 34
白内障手術は痛くない？ 怖くない？ 36
水晶体が硬いときは核ごと取り出す「水晶体嚢外摘出術」 38
手術を受ける前に知っておきたい大切な情報 39
白内障の手術費用～保険診療と自由診療の違い 42
◆保険適用の白内障手術 43
◆多焦点眼内レンズを希望する場合（自由診療） 43
白内障と間違えやすい目の病気 46
◆黄斑上膜（網膜前膜） 46
◆網膜静脈閉塞症 48

第2章

「いつまでもよく見える目」になる！ スゴ腕サージャンの白内障手術

白内障手術で見え方はどう変わる？ 52

白内障手術はどこで受けても同じではない　54
手術で良い結果を得るために大事な3つのポイント　56
ポイント①　白内障手術を任せていいドクターとは？　58
白内障手術には繊細さと大胆さの両方が求められる　67
大学病院か、個人経営のクリニックか　74
ポイント②　手術を受けるベストタイミング　77
手術を急いだほうが良いケースもある　80
ポイント③　眼内レンズ選び／人生で一度、眼内レンズ選びは慎重に　87
白内障手術のメリット　89
白内障手術のデメリット　90
白内障手術はやり直しができるのか？　92
手術を受ける前に知っておきたい白内障の合併症　95
◆術中のトラブル　96
水晶体の袋が切れる（後嚢破損）／チン小帯が切れる（レンズの脱臼）
◆術後のトラブル　98

眼内炎／飛蚊症（硝子体混濁）／後発白内障
コラム　白内障の治療で、緑内障を予防できる!?　103
コラム　やり直し外来について　106
コラム　白内障手術の歴史は意外と古い　109

第3章
ライフスタイルに合わせて選ぶ 多焦点眼内レンズで後悔しない

眼内レンズの種類と特徴を知る　114
多焦点眼内レンズをすすめる理由　117
眼内レンズの進化の歴史　121
形状・性能・色の進化　124
眼内レンズの寿命について　128
眼内レンズの費用について　129
多焦点眼内レンズのメリットとデメリット　131
多焦点眼内レンズに向いている人は？　133

不具合は、多くの場合防ぐことができる　139
後悔しない多焦点眼内レンズ選び　143
スゴ腕サージャンが選ぶ多焦点眼内レンズ　150

第4章

難しい手術も断らない！ スゴ腕サージャンの成功例11

多焦点眼内レンズ体験談　166
《ケース① 多焦点眼内レンズ手術》
音楽家・ピアニストのAさん（女性・50代）　167
《ケース② 多焦点眼内レンズ手術》
強度の近視と乱視で、メガネでは視力が出ないため
長年ハードコンタクトレンズを装用してきたBさん（女性・50代）　170
《ケース③ 多焦点眼内レンズ手術》
宅配便のドライバーのCさん（男性・60代）　173

《ケース④ 多焦点眼内レンズ手術》
アトピー性皮膚炎による白内障のDさん（男性・30代） 176
《ケース⑤ 多焦点眼内レンズ手術》
多焦点眼内レンズによる白内障手術を行ったが
手術をしてから不調になったEさん（女性・60代） 178
《ケース⑥ 多焦点眼内レンズ手術》
強度近視で長年メガネをかけ続けてきたFさん（女性・50代） 181
決して諦めない、ドクター中原の難症例解説 184
手術の難易度に関わる目の病気や病態 186
《ケース⑦ 難しい症例》
白内障やり直し手術（白内障手術） 192
《ケース⑧ 難しい症例》
乱視矯正白内障手術（白内障手術） 194
《ケース⑨ 難しい症例》
重症網膜剥離と重症白内障を
合併しているケース（硝子体手術＋白内障手術） 196

《ケース⑩　難しい症例》
子どもの頃にハサミが目に刺さった女性の外傷性白内障／
成熟白内障（硝子体手術＋白内障手術）　200
《ケース⑪　難しい症例》
黄斑上膜を発症した60代男性（硝子体手術）　202
コラム　再び見えるようにしてくれた中原先生との出会い　204
スゴ腕サージャンはここが違う
僕が得意とする「網膜硝子体手術」とは　208
白内障の同時手術について　210
スゴ腕サージャンはここが違う
硝子体手術を行う主な疾患と手術方法　211
◆黄斑上膜　211
◆網膜剥離　212

第5章

目指すのは〝最高〟の眼科手術

患者さんの安心・満足のために医師がすべきこと　216
真のボリュームサージャンと呼ばれるまで①　219
真のボリュームサージャンと呼ばれるまで②　221
名医は手が震えない　226
機械オタクのドクターはここが違う　231
最高の医療機器をそろえて臨む最高の白内障手術　234
見える手術室　235
◆ダイヤモンドメス　236
◆次世代白内障手術機器センチュリオン・アクティブセントリー　237
◆顕微鏡ＡＲＴＥＶＯ８００　238
◆静脈麻酔・笑気麻酔　239
◆レーザー白内障手術装置　LenSx　240
単焦点眼内レンズ（保険診療を希望される方へ）　241

おわりに　245

第1章

年齢を重ねれば発症率100％！の白内障とは？

誰もがなり得る白内障、原因の9割は加齢によるもの

白内障は、いずれは誰もが発症する目の病気です。年をとれば老眼で手元が見えにくくなったり、髪に白髪が交じったりします。それと同じように、白内障は加齢に伴って起きてくる一種の老化現象といえます。

個人差はありますが、50歳代で約半数、60歳代で60％、70歳代では80％、80歳以上では、ほぼすべての人に加齢性の白内障がみられるといわれています。長生きをすれば、誰しもいずれは白内障と向き合うときがやってきます。

ですから、「白内障ですよ」と診断されても、「もう年か……」と落ち込む必要はありません。高齢者人口は増え続けていますから、今後、白内障の手術件数はますます増えていくことが予想されます。そのうち手術をして、〝新たな目で第二の人生を送る〟というライフスタイルが、当たり前になってきます。

また、白内障は、高齢者だけがかかる病気だと思われがちですが、なかには老化が原因

ではなく、若い世代に起こる白内障もあります。それ以外にも実はいくつかの種類があり治療法もさまざまです。さらに「どう見えたいのか」によっても治療法が変わってきます。

人生100年時代。生涯を通して〝見える目〟を維持していくために、白内障のタイプや治療法について正しい知識を身につけておく必要があります。

白内障の代表的な症状

白内障の代表的な症状は、視界がぼやける、目がかすむなど。そのほか、明るいところがやけにまぶしく感じる、メガネの度数が合わない、細かいものが見えないなど老眼に似た症状や、ものがダブって見える乱視のような症状が現れることもあります。

「核白内障」という水晶体中心が硬くなる白内障では、目に入る光の屈折率が変わり、一時的に手元が見えるようになって老眼が治ったように感じる方もいます。

このように、白内障には自覚症状だけでは判断できないくらい、多様な症状があります。

次のような症状があれば、眼科医への相談が必要です。

◆白内障によくある症状

1：目がかすむ

最も多い症状。霧がかかったようになり、ものがかすんで見える。黄色味がかって見える。

2：明るいところでまぶしく感じる

屋外でまぶしさを感じる、ものが見えにくくなる。夜間には、車のヘッドライトや街灯の明かりがまぶしく感じる。

3：視力低下

細かい字がだんだん読みにくくなる。メガネが合わなくなった気がする（白内障の場合、老眼鏡をかけても見えにくさは変わりません）。

4：物がダブって見える

二重三重に物がダブって見える（白内障が起きているほうの目で見た場合）。

5：暗いところで見えにくい

暗いところでは以前より見えにくく感じる（網膜に届く光の量が減るため）。照明がついていても暗く感じる。

白内障はおおむね進行がゆっくりであるため、見え方の変化にそのうち慣れてしまって、本人がそれと気づかないことがよくあります。また、左右差もあり、片方だけが白内障になり、もう片方の目で視力を補っていることもよくあります。ご自身で見え方をチェックする場合には、片目ずつ見て確認していきます。

白内障になると
なぜ見えにくくなるの？

人の目の構造は、よくカメラに例えられますが、白内障は、レンズの役割をする水晶体が濁る病気です。一般に40歳頃から、少しずつ濁り始めます。

水晶体は、ラグビーボールのような形をした透明な組織です。水晶体の後ろの空間は、透明なゼリー状の物質「硝子体」で満たされており、そのさらに奥に、色や形や明るさを感じ取る「網膜」と呼ばれる薄い膜があります。水晶体は、目に入ってきた光を屈折させて、網膜に像を届ける役割をしています。しかし、白内障になると、本来透明であるはずの水晶体が濁ってしまうために、光が乱反射してうまく網膜に情報を届けられなくなってしまうのです。カメラに例えると、レンズが汚れているためにぼやけて写真がうまく撮れない（＝視界がぼやける）状態です。

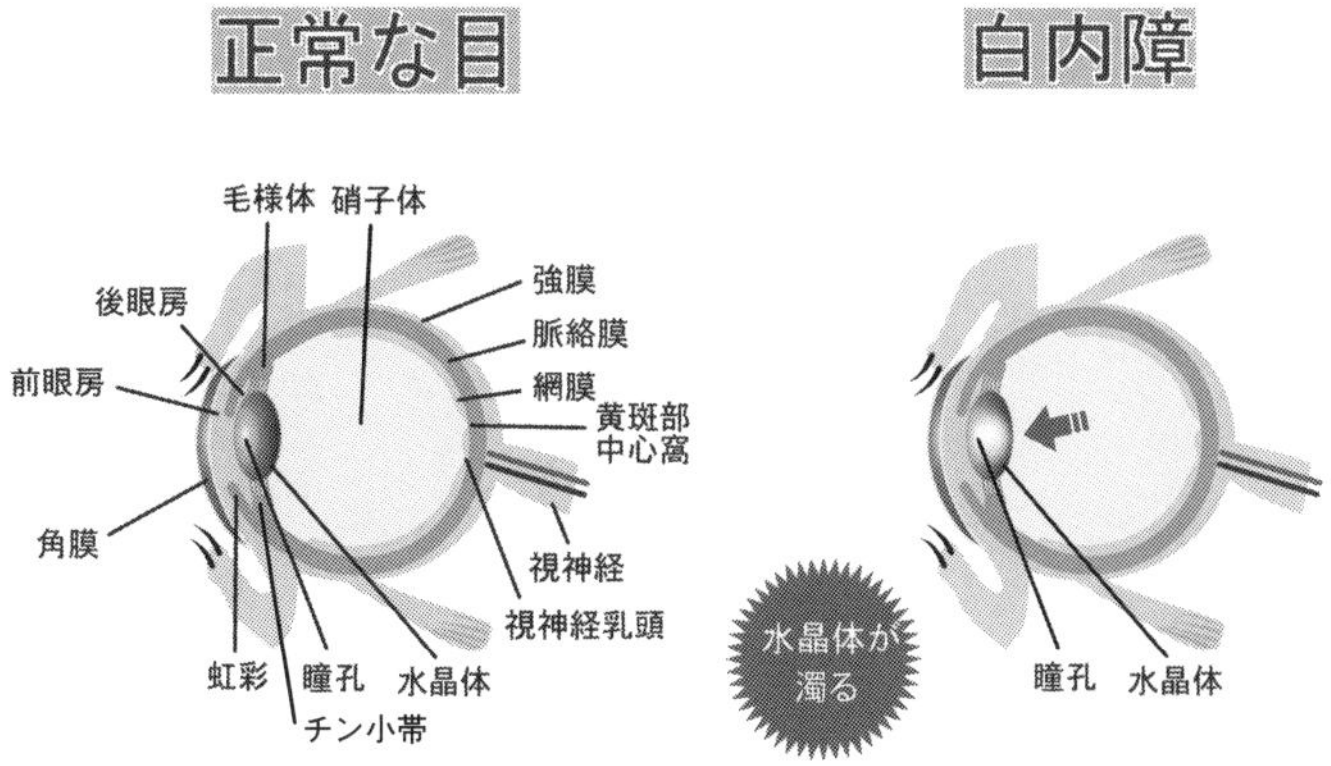

このように、白内障は水晶体が濁ることで症状が現れます。水晶体の濁りを消す唯一の方法は、新しいレンズに入れ替えること。つまり、白内障を根本から治療するには水晶体を取り除き、新しい人工のレンズに入れ替える手術しか方法はありません。

手術を必ずしも急ぐ必要はありませんが、見えづらさは生活の質の低下につながります。人生１００年時代に、何年も不自由な状態で暮らすのはつらいものです。趣味や仕事など、やりたいことを長く続けるためにも、〝よく見える目〟を取り戻す意義は大きいことです。自分にとって適切な時期を見極めて、手術を受けることが重要です。

ちなみに、目のなかで水晶体を支えているのは、「チン小帯」という細い繊維状の組織と「毛様体」

という筋肉です。ものを見るときには、毛様体の働きによって水晶体の厚みを変え、ピント調節を行っています。しかし、水晶体は加齢とともに弾力を失って硬くなり、レンズの厚みを変えにくくなっていきます。こうしてピント調節が低下した状態が、皆さんもよくご存じの「老眼（老視）」です。

白内障の種類・濁りのタイプ

白内障には、いくつかの種類があります。発症原因で分けた場合、加齢以外にもさまざまな原因があります。

●加齢性白内障

白内障の約9割は加齢によるもので、このタイプを「加齢性白内障」、または「老人性白内障」といいます。

●併発白内障

アトピー性皮膚炎や糖尿病、緑内障、ぶどう膜炎など、ほかの病気が影響して起きる白内障のことです。アトピー性皮膚炎では、目のかゆみでこすったり叩いたりすることから水晶体が傷つき、白内障になることがあります。また、緑内障では、瞳孔を縮める副交感神経刺激薬を長期間使用している影響で、白内障を起こすことがあります。

原因となった病気ごとに、「アトピー性白内障」や「糖尿病性白内障」といったりもします。併発白内障は、10～30歳代の若年層にも発症し、その場合には「若年性白内障」とも呼ばれています。

●先天性白内障

生まれたときから発症している白内障のことです。視力の発達に関わるため、早いうちに手術治療を受けることが大切です。

●外傷性白内障

目のケガや打撲などが原因で、水晶体が傷つき白内障になることがあります。水晶体を支えるチン小帯というハンモックのような組織が切れていることがあり、網膜硝子体手術のできる専門医での治療が必要になります。

手術に適したタイミングは、白内障を引き起こした原因によっても変わってきます。いずれにしても視力を守るには、日頃から目を大切に扱う、ということが大切です。

また、加齢性白内障の場合には、水晶体のどこが濁るかによっても、現れやすい症状が変わってきます。水晶体は、中心にあたる「核」、その周辺にある無色透明の「皮質」、それらを包む「嚢《のう》（前嚢・後嚢）」で構成されています。卵に例えると、核が黄身、皮質は白身で、嚢が殻ということになります。白内障は、この黄身、白身、殻のどこが濁るかによって、大きく3つのタイプに分けられます。

◆水晶体の白身が濁るタイプ

割合として最も多いのが、水晶体の周辺にある皮質から濁り始める「皮質白内障」です。図で描くと、くさび形に濁ってくるので、初めのうちは見えづらさなどを感じにくく、症

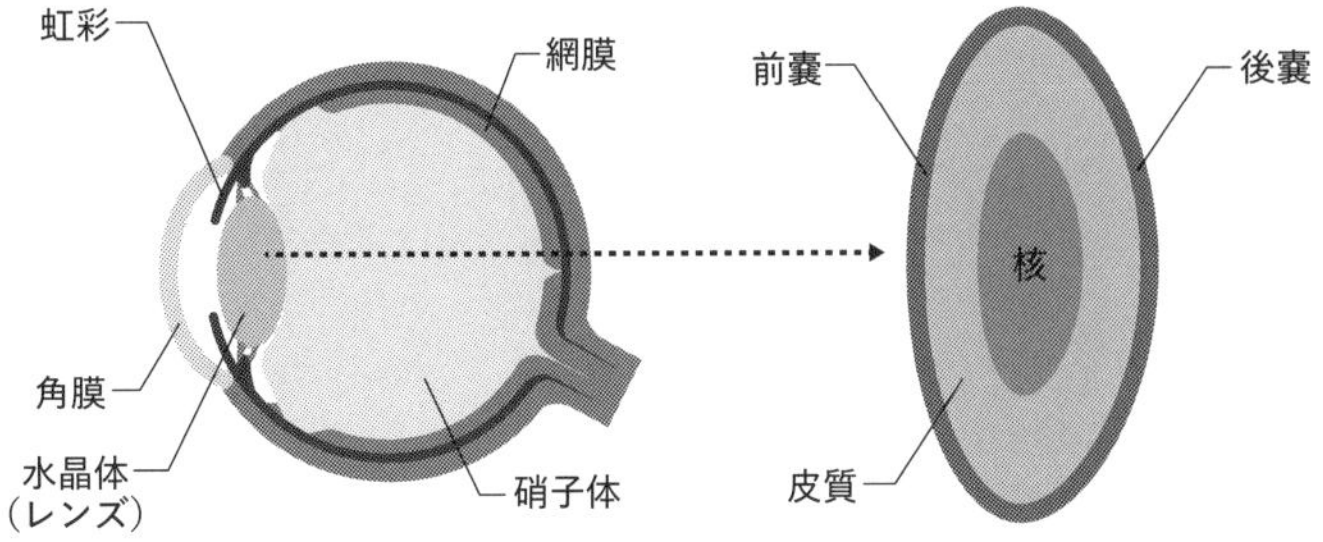

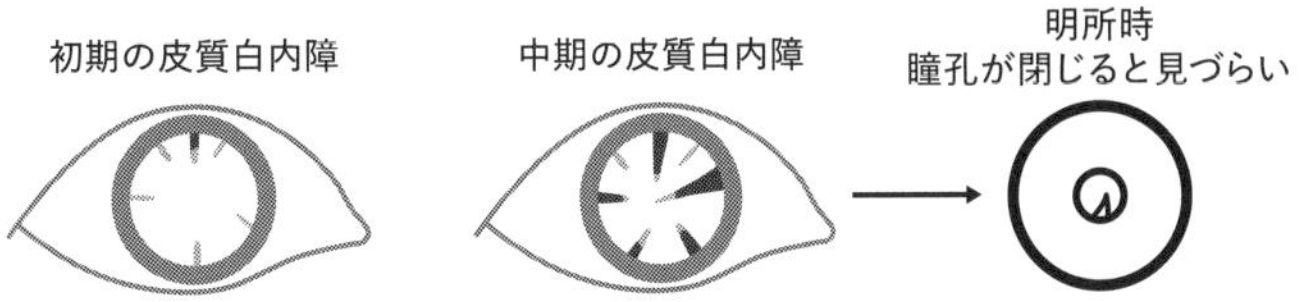

状を自覚しにくいのが特徴です。進行すると、周りにある濁りが中心にかかってくるので、瞳孔が閉じるような明るい場所でまぶしい・見えにくい、夜間の運転中に対向車のライトがまぶしい、霧がかかったように見えるなどの症状が増えてきます。

◆水晶体の黄身（核）が濁るタイプ

次に多いのは、水晶体の中心の核が濁ってくる「核白内障」です。もともと近視の強い方、網膜剥離などの硝子体手術を行ったあとの方などに起こりやすい白内障です。

このタイプは、核が硬くなって水晶体の屈折率が変わるので、近視がどんどん強くなっていきます。老眼のある方では、一時的に手元が見えやすくなるため、なかには「老眼が治った」と感じる方も少なくありません。しかし、これは一時的な症状で、そのうちメガネの度数を上げても視力が出せなくなってきます。

色の判断がつきにくいのも特徴的な症状です。白内障が進行してくると、核が、だんだん茶色みがかってくるため、以前よりも視界が黄色っぽく見えるようになります。ただ、ゆっくりと時間をかけて変化していくので、気づかない人もいます。

◆水晶体の殻（嚢）が濁るタイプ

水晶体は、「嚢」と呼ばれる薄い膜で覆われています。前側の膜が濁る「前嚢下白内障」は、アトピー性皮膚炎の患者さんによく見られるタイプ。一方、後ろ側の膜が濁る「後嚢下白内障」は、頻度は高くありませんが、糖尿病やステロイド薬の長期使用が原因で起きる白内障でよく見られます。後嚢下白内障は、光を受け取る網膜側が濁るので、比較的早く視力低下の症状が現れます。「明るいところでまぶしさを強く感じる」「急に視力が低下した」というような症状があれば、注意が必要です。

目でとらえた光が水晶体を通過するとき、その面積の広さは瞳孔の大きさに比例します。光が通っていない部分の水晶体が濁っていても、視界への影響は少なく、この時点では自覚症状はほとんどありません。光が通っている部分が濁ったときに初めて「視界がかすむ」「見えにくい」という自覚症状として現れます。光が乱反射するようになれば「まぶしい」と感じるようになります。白内障の症状が、進行度や濁る場所によって変わってくるのは、このような理由からです。

白内障の治療法～薬物療法では治らない

白内障と診断され、すぐに手術を受ける方もいれば、長い間、目薬での治療を続けている方もいます。「薬で治せるものなら、そうしたい」と、治療法を迷う人もいると思います。

白内障の対応・治療法は、大きく３つに分けられます。１つは経過観察で、定期的に眼科に通って状態をチェックします。2つ目が薬物療法で、点眼薬による治療が行われます。3つ目は手術で、濁った水晶体を取り除き眼内レンズと交換します。

白内障の予防には、バランスの良い食生活や、禁煙、運動習慣、紫外線対策などが有効といわれることがあります。強い紫外線を長期間にわたって浴びると、白内障が早く進むといわれているのは確かです。目の健康のため、日差しが強いところではサングラスなどで、目を保護することが大切です。しかし、生活改善だけで、白内障の発症・進行を止めることはできません。

一方、点眼薬には、たんぱく質の変性を防ぐものや、抗酸化作用といって酸化という老化現象を抑える作用をもつものなどがあります。しかし残念ながら、白内障の点眼薬に濁りを解消する効果はなく、白内障の進行を止める作用もありません。ただ漫然と点眼薬での治療を続けていても、かすみが取れたり、低下した視力が元に戻ったりすることはありません。白内障は進行性の病気ですので、遅かれ早かれ、医師は手術をおすすめすることになります。

前述したとおり、白内障の治療においてクリアな視界を取り戻す唯一の方法は、手術です。眼内レンズに入れ替えると、視界のかすみは一気に解消されます。ただし、眼内レンズは、水晶体のように自在に厚みを変えることはできないため、レンズの度数選びは慎重に行う必要があります。自分のライフスタイルを振り返りながら、ピントをどこに合わせたいかなどを医師と相談しながら検討し、眼内レンズを選択していくことになります。

白内障は今や積極的に治療していく時代

手術の精度があまり高くなかった時代には、見えなくなるまで手術しないことが一般的でした。しかし、今は医療機器やレンズの精度も進歩し、白内障の手術を行うと同時に、近視や老眼、乱視なども治せるようになってきています。ですから今日では、見えなくなるまで我慢するよりも、積極的に治療してQOV（Quality of Vision、クオリティー・オブ・ビジョン）を上げていこうという傾向になってきています。

QOVとは、「視覚・見え方の質」という意味です。人が外界から得る情報の多くは目から入ってくるため、視力の維持が非常に重要であるという考え方がベースにあります。単にものが見えていればよいということではなく、どれだけ健康的に見えているかということがポイントです。

手術を選択するかどうかは、医師と患者さんとで話し合い、白内障の進行具合と日常生活にどれくらい支障が出ているか、それに患者さんの希望も含めて選択していくことになります。白内障が進行すると、術前に行う目の検査の精度が落ちて手術で入れた眼内レンズで希望する視力を得られなかったり、水晶体の核が硬くなり手術自体が難しくなったりすることがあります。早めの決断が望ましい場合もありますし、発症原因や濁っている場所によっても、手術に適した時期というのは変わってきます。

白内障の手術は広く行われるようになってきたとはいえ、患者さんにとっては、大きな決断であることに変わりはありません。手術前のインフォームドコンセントを丁寧に行い、かつ患者さんの希望にもきちんと耳を傾けることのできる医師を選ぶことが重要です。僕の場合は患者さんに、どの距離にピントを合わせたいか、どういった麻酔を使ってどういった方法で手術を行いたいのかなど、細かくお聞きしてオーダーシートを作成しています。

もともと手術を行っていない眼科にかかり、長い間目薬を出され続けている患者さんが時々います。言いにくいことですが、なかには、患者さんを手放したくないために視力が低下してくるまで、目薬での通院をすすめる医師もいます。しかし、本来なら、患者さんが日常生活に不便が生じたら手術をおすすめするのが基本です。主治医に手術について相談しても、きちんとした説明が得られない場合や、手術について不安に思うことがあれば、手術治療を行っている眼科を受診し、セカンドオピニオンを求めるべきです。

手術の検査・手順について

白内障の手術では、まず術前に問診と必要な検査を行います。そして見え方の状況や、メガネやコンタクトを使用しているか、これまでの病気の有無、健康状態などについて詳しく医師に伝えます。

最近では精度の高い機械が普及したことから、気軽に受診される方も増えましたし、手術を始めるクリニックも増えています。そのため、簡単な診察だけで済ませるようなクリニックもあるようですが、より良い視力を取り戻すためには、視力や白内障の有無を調べることはもちろん、白内障以外の病気（高血圧、アレルギー、糖尿病など）をもっていないか、目の病気やケガをした経験（既往歴）はないか、使用中の薬などについても確認しなければなりません。眼底や視神経にほかの眼科の病気が隠れていると、手術がうまくいったとしても視力が出ない場合があるからです。

白内障以外に問題がなければ、患者さんの希望や生活スタイルに合わせてレンズの種類を決めていきます。レンズの度数を決めるには、屈折検査、角膜から網膜までの距離（眼球の長さ）を測る検査などを行います。検査データを正確に取れないと、手術の精度が落ちてしまうくらい大切な検査となっています。また医院によって検査機器の精度の差は大きくあります。医療機器は非常に高額であるため、手術件数が多いクリニックであればあるほど、最新の機器で精度が高い検査を受けられるというメリットがあります。

白内障の術前に行う主な検査

屈折検査、視力測定……近視・遠視、乱視などの目の屈折度を測定します。また、メガネの度数や矯正視力を調べます。検査員の経験と技量が問われる検査です。

細隙灯顕微鏡検査……白内障の濁りの程度や核の硬さなど、目の各部の状態をチェックします。医師の技量の差が出る検査です。

眼底検査……網膜や血管、視神経の状態を調べる検査です。広角眼底撮影という網膜の細部まで診療できる最新の検査機器を導入している医院もあります。

眼圧検査……緑内障や高眼圧症のリスクを調べます。

眼軸長測定……使用する眼内レンズの種類や度数を決定するために、角膜から網膜までの距離を測ります。検査機器の精度に大きな差があり手術結果に直結するので最先端機器を使用しているほうが望ましいです。

角膜形状解析検査……角膜に異常な乱視がないか、円錐角膜などの病気が隠れていないかを調べる検査です。特に精度の高いレンズを使用する場合、角膜前面と後面が測定できる前眼部ＯＣＴというものを使用しているかどうかが重要です。ＯＣＴは一般的に網膜を測定するものを指しますが、前眼部ＯＣＴは角膜に対する検査で使用します。

白内障手術の主流は「超音波乳化吸引術」

手術当日は、目を消毒し、麻酔をしたあとに手術が始まります。

白内障の手術で現在最も多く行われているのは、「超音波乳化吸引術」という手術です。

基本的には次のようなプロセスで進めます。

1．まばたきをしないように、専用の器具でまぶたを押さえる。この器具のかけ方一つでも手術件数の経験の差が出ます。他人にまぶたを開けられることを想像してみると分かりやすいですが、いかに苦痛を与えないか、手術を始める前から術者の技量の差は大きく表れます。

2．局所麻酔をしたあとで、角膜の端を2㎜ほど切開して手術器具を挿入し、水晶体を包んでいる袋（前嚢）を切開する。この前嚢切開は、後述しますがとても技術差が出る大切な手技になります。

3．水晶体核に水を流し入れながら超音波を当てて濁った核を砕き、砕いた核と皮質を吸引して取り除き、周りの袋は残す。この超音波を使った作業には手術機器の性能の差が大きく表れます。高額ではあっても最先端の手術機器で行うほうが、痛みも炎症も軽く圧倒的に良い結果が出ます。

4．眼内レンズを折りたたんで残った袋に挿入する。レンズについている支柱が広がって袋の中に固定されます。

この方法は、切開する傷が比較的小さくて済むため、角膜の傷は自然にふさがります。縫合する必要もなく、患者さんの負担はそれほど大きくはありません。

白内障手術は痛くない？　怖くない？

「手術は怖い」「痛いのは嫌だ」という方もいると思いますが、その点に関しては、術者の技量が高ければ手術中に痛みはほとんどありませんので安心です。執刀医が目を見る顕微鏡には照明がついており、これが患者さんには結構まぶしく感じられると思いますが、何やらキラキラしていると思っていたら、あっという間に終わっていたという感想をもつ方も少なくありません。それでも怖いという方に対しては、静脈麻酔でうとうとした状態にして、患者さんが眠っている間に手術を終える方法や、笑気麻酔を使ってリラックスしてもらう方法もあります。

手術では、直径6～7㎜の眼内レンズを、もともと水晶体があった場所に固定します。左右両眼とも白内障がある場合には、濁りがひどいほうの目だけ先に手術して、もう片方の目はしばらく様子を見ることもあります。不具合がない限りは、一度入れた眼内レンズは一生使い続けることになります。

一般的に白内障手術は20分程度といわれていますが、技術力が高い眼科医であれば10分程度と、医師により差があります。僕の場合は平均4分程度です。手術が正確であることはもちろん、手術時間を短くすることで目へのダメージを減らすため、極力短時間で手術が終わるよう意識しています。白内障手術では、手術時間と医師の技術力が、手術後の感染症や炎症の危険性を左右します。

また手術中、患者さんは音に非常に敏感になります。「始めます」とお伝えした瞬間に緊張が最高潮に達してしまう方もいます。僕の場合、吸入麻酔でリラックスさせることも併用して、患者さんに与える刺激を最小限にして、患者さんに触れていることすら感じさせません。手術が始まったことも分からないぐらい気を使い、手術機器の音も最小限にして患者さんが手術をされていることが極力分からないように努めています。

水晶体が硬いときは核ごと取り出す「水晶体嚢外摘出術」

患者さんの目の状態によっては、超音波乳化吸引術が行えない場合があります。参考までに、ほかの術式も説明しておきます。

水晶体の核が硬くなりすぎていると、通常よりも高いパワーの超音波で砕く必要が出てきます。水晶体の袋（嚢）や角膜内皮を傷つけないように慎重に手術を進める必要があり、執刀医は高い技術と強靭な精神力が求められます。

水晶体が硬すぎて超音波で砕けないケースや、水晶体を支えるチン小帯が弱くなっているケースなど、超音波での摘出が難しい場合には「水晶体嚢外摘出術」が行われます。この術式では、強膜をやや大きく切開して、水晶体を核ごと取り出し、眼内レンズを入れてから、強膜を縫合します。こうした手術の場合、白内障の手術だけではなく難易度の高い手術を行っているクリニックで受けることになります。現在は超音波機器の性能が飛躍的に良くなったことでこの手術方法はとても少なくなりました。おそらく僕の世代くらいが最後のような気がします。若い医師に教える機会もぐんと減りました。しかしながら少なからず超音波でクリアできない症例は存在するため、こういった古典的な術式を行えることは上級医師にとっては必須と考えます。

手術を受ける前に知っておきたい大切な情報

手術で「よりよく見える」生活を取り戻すためには、注意しておかなければならない点がいくつかあります。次のような場合には、手術に際して準備が必要です。

●薬の服用

服用している薬は具体的に把握しておくことが重要です。前立腺肥大症の治療薬「α１遮断薬（α１－ブロッカー）」を服用中あるいは過去に服用していた患者さんは、手術前に医師に伝えておく必要があります。この薬の影響で、手術中に虹彩という部分がばたついたり、瞳孔が開きにくいために手術が難しくなったり、手術時間が長くなったりするためです（術中虹彩緊張低下症候群）。日常生活では問題なくても、白内障手術に影響が出る場合がありますので、忘れずに伝えることが大切です。

血栓溶解薬や血液を固まりにくくする薬を飲んでいる方も、医師に申告する必要があります。手術の方法によっては、出血する可能性があり、血が止まらなくなるのを避けるためです。白内障手術の角膜切開で出血することはまずないので、抗血栓薬を休薬しないのが一般的です。ただし、硝子体手術を同時に行う場合など、出血が心配な場合には休薬してもらうこともあります。いずれにしても基本的には医師が出血リスクの大きさを判断して決めています。

●過去にレーシックを受けたことがある

レーシック手術は角膜の表面を削っているため、通常の検査では角膜のデータが不安定になりやすく、眼内レンズを選ぶ際にピントのズレが大きくなる可能性があります。レーシック手術を受けた病院で検査データをもらっておくと、のちの眼科治療に役立ちます。

レーシック手術を受けた方の場合、角膜の前面と後面を測ることのできる前眼部ＯＣＴという角膜形状解析装置がなければ良好な成果は出せません。レーシック手術では角膜の前面をレーザーで削るため、角膜前面からのデータのみでは数値が大きくずれてしまうので、前面と後面を両方測定できる前眼部ＯＣＴが必要になります。

●高血圧、糖尿病などの持病がある

高血圧で治療を受けている方、糖尿病がある方でも、ほとんどの場合、問題なく白内障の手術を行うことができます。ただ、これらの病気は網膜や網膜の血管がダメージを受けていたり、糖尿病網膜症を発症していたりすることがあります。その場合、白内障以外の病気の治療を先に行うケースもあります。

●アトピー性皮膚炎

アトピー性皮膚炎の方は、加齢性白内障よりも難しい問題があります。アトピー体質の方は、網膜が弱く網膜剥離や網膜裂孔などを発症しやすいという特徴があるためで、同時

手術が必要となることが少なくありません。また、眼内レンズが挿入できない場合や、しないほうが良い場合があります。手術自体も技術的に難しくなるため、網膜剥離の治療に精通した医師のもとでの治療が望ましいといえます。

また、目の周りをかいたり叩いたりすると、眼球を傷つけたり、挿入した眼内レンズがずれたりする危険がありますから、皮膚科でのアトピー治療も大切です。

白内障の手術費用〜保険診療と自由診療の違い

治療費についても、確認が必要です。手術にかかる費用には、診察・手術前後の検査にかかる費用や投薬、手術費用、眼内レンズの費用などが含まれます。どのような眼内レンズを選ぶか、さらに、健康保険の範囲内で行うか、自由診療を選択するかによって費用は大きく変わってきます。

◆保険適用の白内障手術

白内障手術は、国民健康保険や勤務先の健康保険を使った手術が可能です。適用になるレンズは単焦点眼内レンズとなり、70歳未満・3割負担の場合で片眼で6万円程度、検査費用が1万円前後として、総額7万円程度になります。75歳以上で1割負担の方では、片眼で2万円ほどが一般的です（いずれも日帰り手術の場合）。

健康保険適用での手術を希望した場合、選べるレンズは見えるピントの位置が1カ所だけの単焦点眼内レンズに限られます。そのため、ピントの合わない距離を見るときは、メガネが必要となります。

◆多焦点眼内レンズを希望する場合（自由診療）

メガネなしで生活できるようになりたい場合には、1つのレンズで近くにも遠くにもピントが合う、「多焦点眼内レンズ」という選択肢があります。遠方と近方の2カ所、または遠方と近方、中間の3カ所にピントが合うレンズがあります。眼内レンズは、目の状態や、患者さんの希望、ライフスタイルに合わせて選ぶことになります。

2020年4月から、白内障手術は先進医療対象から除外され、保険診療と選定療養で運用されることになりました。白内障手術は保険適用になりますが、多焦点眼内レンズ代と特殊検査代だけは自費になるというのが「選定療養」です。追加費用を負担することで、保険適用の治療と保険適用外の治療を併せて受けることができます。3割負担の方の場合、費用はおよそ片眼でレンズなどの自己負担が35万～40万円程度、術前後の検査と手術費で10万円程度、合わせて45万～50万円ほどになります。両眼ではこの倍になります。

ただし、この制度で使える眼内レンズは、厚生労働省の薬事承認を得た一部の多焦点眼内レンズに限られ、性能的に不十分な点があります。中には厚生労働省認可ということを売りにして、そのレンズがあたかも優れているかのようなことを言う医師がいますが、注意が必要です。ヨーロッパやアメリカに比べて日本はかなり遅れており、海外ではさらに優れたレンズが開発されていますので、別のレンズを選ぶこともできます。

ただし、たくさんの種類から多焦点眼内レンズを選ぶ場合は、自由診療（完全自費）扱いです。この場合、術前後の検査や手術などのすべてが自己負担となりますから、費用が高額になります。片眼で総額60万～90万円ほど。両眼では１００万円以上かかります。

このように大きく異なるのは、選べるレンズの種類と費用です。最も自由度が高く、高額になるのは自由診療です。

金額はおおよそのものなので、医療機関への確認が必要です。民間の医療保険に加入している場合、手術給付金・入院給付金の支払いを受けることができる場合があります。

手術後のメガネ使用率は、単焦点→70％、２焦点→25％、３焦点→１％程度。また、すでに手術で単焦点眼内レンズを挿入している方は、追加型専用レンズを挿入することも可能です。

白内障と間違えやすい目の病気

白内障はなるべく早い時点で手術を実施したほうが良い病気ですが、白内障とよく似た目の病気で重篤な病気も存在します。白内障だから、しばらく様子を見ても大丈夫というような自己判断をしてしまうと、悪化してしまうため注意が必要です。

◆黄斑上膜（網膜前膜）

黄斑とは、網膜の中心部分にあり、大きさは直径1・5～2㎜ぐらい。ものを見るときに重要な網膜の中心にあるため、最も重要な部分になります。

黄斑上膜は、その黄斑の上に膜が形成されてしまうため、物が見えにくくなる病気です。進行すると、視力低下や、暗く見える、物がゆがんで見えるなどの症状が現れます。

眼球の内部は、硝子体というゼリー状の物質で満たされていますが、この硝子体が加齢とともに剥がれて、残った硝子体の一部が網膜上で増殖して膜が作られると考えられています。急に膜ができるのではなく、少しずつ厚くなっていくので、視力がじわじわと低下していきます。白内障も、ゆっくりと進行し視力が低下していくため、間違えられやすい病気です。痛みや出血がない点も、白内障と似ています。

硝子体収縮が関係しており、高齢者や女性に起きやすい病気です。進行は遅いので、治療を急ぐ必要はありませんが、自然に治る病気ではありません。生活に支障があるようなら、硝子体手術を行い、膜を除去します。いちばん多い合併症は白内障で、多くの場合、同時に手術してしまいます。ただ、硝子体手術は専門性の高い手術のため、執刀できる医師は限られます。

この手術は保険診療になりますので、同時に使用できる眼内レンズも保険診療範囲内のものになってしまいます。硝子体手術を行う医師が高い技術をもっていれば白内障手術を行わずにこの手術を行うことができます。そうすれば必要な部位の手術のみで済ませられ、白内障の手術は、のちに必要な時期がきたら眼内レンズをじっくりと検討しながら行うことができます。

◆網膜静脈閉塞症

文字どおり、網膜の静脈が閉塞して血管が詰まって、血液が流れなくなる病気です。静脈の根元が閉塞する「網膜中心静脈閉塞症」と、静脈の枝分かれした一部分が閉塞する「網膜静脈分枝閉塞症」があり、この病気は50歳以上の方や、高血圧や動脈硬化がある方に起きやすいことが分かっています。これは高血圧により、血管のダメージが進むことが影響しています。また、糖尿病など血管に障害が起きやすい病気がある場合や、緑内障のある方も発症しやすいといわれています。

網膜には、酸素や栄養を届け、老廃物を運び出すための毛細血管（静脈）が張り巡らされています。この血管が詰まると、上流部分で血液や水分が漏れ、網膜内に広がる眼底出血や、網膜浮腫を起こします。その結果、視野が欠けたり、黄斑がむくんで視界にゆがみが出たり、視力が極端に低下したりします。静脈が閉塞した場所によっては、なんとなく見えにくいだけだったり、自覚症状がなかったりします。白内障と間違えやすいうえに、人によっては、白内障を併せもっている場合もあります。治療は、部位、程度、経過によって薬物療法やレーザー治療、硝子体手術などを行います。出血した部位によって視力障害の程度はさまざまですが、視力は完全には回復しません。

このように、白内障に似ている疾患のなかには、視力回復が難しくなるものもあります。この症状は、「年齢のせいだろう」「きっと白内障だから、様子を見てからにしよう」などと、受診を先延ばしにしていると、手遅れになる場合もあります。実際に、日頃から患者さんを診ていると、「もっと早く来てくれていれば」と残念に思うケースが少なくありません。

白内障を発症する年代では、白内障以外にもさまざまな目の病気を発症しやすくなっています。高血圧や糖尿病といった疾患からも、重大な目の病気が起きる場合があります。そういう年代なのだと意識して過ごし、見えにくさを感じたら、早めに眼科を受診することが大切です。

第2章

「いつまでもよく見える目」になる！スゴ腕サージャンの白内障手術

白内障手術で見え方はどう変わる？

白内障は、80代以上では、ほぼ100％の人が罹患すると報告されているほど、誰もが発症する可能性のある病気です。世界では、約2000万人もの方が白内障によって失明しており、失明原因の第1の疾患となっています。一方、日本では、眼科医療の進歩によって失明に至る人は非常に少なくなっています。白内障手術の件数は年々増加しており、年間約165万件超（厚生労働省令和1年第6回NDBオープンデータ）と、数多く行われています。

おさらいになりますが、白内障により一度濁ってしまった水晶体を、元の濁りのない状態に戻すことはできません。そのため、視界がかすむなどして見えにくくなり日常生活に支障が出てくるようになったら、根本治療としての手術を行います。手術では、濁った水晶体を取り除き、人工の眼内レンズに交換します。白内障以外に目の病気や異常がなければば、僕の手術の場合は翌日からよく見えるようになります。視力検査は通常3日ほど経ってから行う医院がほとんどですが、僕の場合は翌日に行います。手術の仕上がりに自信があるからです。

ただ、手術後の経過には個人差があります。人工のレンズを入れると、水晶体の濁りが取り除かれ、光がよく通るようになります。そのために少しまぶしく感じるかもしれませんが、徐々に慣れてきます。

手術は日帰りで受けることができ、僕の手術の場合は眼帯などをせず当日はゴーグルをつけてご自身で歩いて帰宅することが可能です。あとは、目をぬらさないようにするために、入浴を控えることぐらいで、特別なことをする必要はありません。翌日は通院してもらいますが、その後はしばらくの間、炎症抑制・感染予防のための点眼薬を1日に4回つけるだけです。

ただ、白内障が進行してからの手術など、難しい手術だった場合には、回復までに時間がかかることがあります。

また、眼内レンズでの新しい見え方に慣れるまで時間がかかる方もいますが、最終的には、数日から数週間で、ほとんどの方がよく見えるようになります。焦らず、ゆっくり慣らしていきましょう。選んだレンズによっては、１日の大半を裸眼で過ごすことも可能です。メガネを新調する場合には、可能なら２週間ほど時間を空けてから検討することをおすすめします。

白内障手術はどこで受けても同じではない

手術を受けることを決めたら、次に行うことは、医師・病院選びです。白内障手術を左右する要素はいくつかあります。まず患者さんの希望が非常に重要になります。白内障手術は、「どんな見え方になりたいか」「どういう生活を望んでいるのか」という患者さんの選択、それに医師のアドバイスや手術、両方が噛み合って初めて成功するものだからです。

白内障手術は今やたくさんの施設が行っていますし、手術をすれば視界がクリアになることは間違いありません。現代の白内障手術は、より安全に行われるのが前提であって、患者さんの希望を汲み取り、それに見合う技術をいかに提供できるかという時代になってきています。つまり、白内障手術はどこで誰がやっても同じではないということです。担当した医師の経験や技術、人柄までもが、手術結果に反映されるといっても過言ではありません。本当に良い医師に出会うことができれば、患者さんが迷うことのないように、その医師が導いてくれるはずです。

世界保健機関（ＷＨＯ）憲章にも書かれていることですが、健康とは、「病気でないとか、弱っていないということではなく、肉体的にも、精神的にも、そして社会的にも、すべてが満たされた状態（well-being／ウェルビーイング）にあること」をいいます。視機能が十分保たれているかどうかで、人生の充実度は大きく変わってきます。人生１００年時代になり、寿命も長くなっているわけですから、年齢なりの変化を受け入れつつも、不便を感じる部分については我慢することなく、医療を積極的に活用するべきです。

幸い、加齢性白内障は進行がゆっくりであることがほとんどです。患者さんは医師や医療機関を選ぶ時間があります。慌てる必要はないのですから、じっくりと検討していただきたいと思います。

手術で良い結果を得るために大事な3つのポイント

では、どうすれば自分にとっての「満足のいく目」を手に入れられるのでしょうか。

白内障手術で良い結果を得るためには、大きく3つのポイントが挙げられます。1つ目は医師の技術（手術の精度）、2つ目が手術を受けるタイミング、3つ目は眼内レンズ選びです。

白内障手術は、今やさまざまなところで行われています。ここ20年ぐらいの間に、その技術は大きく進歩しました。水晶体の代わりとなるレンズは多種多様なものから選べるようになり、手術や検査に用いる機器、メス、顕微鏡などの道具も、より精密で高度なものへと進化し続けています。このスピードについていくことは、眼科医でも大変なことです。常に新しい情報を取り入れ、技術を身につけ、手術の技を磨かなければ、時代の変化にはついていけません。何より、患者さんに最善・最良の手術を届けることができません。

白内障手術は、そうした医師の日々の研鑽《けんさん》や技術があり、さらに道具や機械の性能が関係し、入れ替える眼内レンズにも多数種類があって……と、多くの要素が絡み合う手術です。レンズの選び方によっては、乱視や老眼や近視も治せる可能性がありますし、手術を受けるタイミングも非常に重要です。

ポイント①

白内障手術を任せていいドクターとは？

手術の成否は「9割は医師選びで決まる」と言っていいくらいであり、執刀医と医療機関は慎重に選んでほしいと思います。正直なところ、執刀医による知識と技術の差は大いにあるといえます。

患者さんはあまりご存じないことが多いのですが、白内障手術は、濁ったレンズを取り除き、人工のレンズに入れ替えれば成功という評価になります。言い換えると「視界が明るくなれば合格点」ということです。こだわりのない患者さんは、見え方が多少希望どおりにならなくても「こういうものか」と思うかもしれません。

通常、白内障手術は生涯に一度行えば十分ですから、患者さん側には医師の技術やレンズの使い勝手を比較する機会がありません。大きなトラブルがなければ、手術は成功となり、手術後の目で残りの人生を過ごすことになります。

日本には国民皆保険制度があり、白内障手術は保険診療で受けることができます。保険診療の範囲内であれば、どの医療機関で手術を受けても、手術にかかる費用は同じですし、建前上は標準的な治療が受けられるようになっています。それならば、あなたの目のこと、そして術後の生活や人生までを一緒に考えてくれ、提供し得る最善の手術をしてくれる医師を選ぶべきです。

保険でも最良の手術はできます。新しい目に生まれ変わるという意味でも、患者さんはその先の人生を医師に託すのですから、患者さんには「現時点でのベストな手術」を提供したいと僕は考えています。

医療機関や執刀医を選ぶ際のポイントは次のような点です。

・日常的に白内障手術をこなしているか

・新しい機械を積極的に導入しているかどうか
・医師が眼内レンズの知識を十分に有しているか、レンズの品ぞろえはどうか
・網膜硝子体手術ができるかどうか
・同業者から信頼されさまざまなクリニックから紹介を受けているか、また待ち時間が長く混雑しているかどうか
・乱視用やプレミアム単焦点眼内レンズを使用しているかどうか

眼科医と一言でいっても、まぶた、角膜、結膜、ドライアイ、視神経、白内障、緑内障……、とさまざまな専門分野があります。また、手術を行う医師、手術をしない医師がいます。そのうち、白内障手術だけを行っている医師もいれば、僕のように最も難易度の高い網膜硝子体手術を専門とし、白内障手術と網膜硝子体手術を同時にこなす外科医もいます。

一つはっきりといえることは、網膜硝子体分野が専門のドクターは、白内障手術を行う医師のなかでも一線を画しています。眼科手術のなかでも最も神経を使う分野であり、白内障手術でトラブルが起きたときなどは、網膜硝子体手術の知識がないと対応できないこ

とがあります。経歴を見たときに、網膜硝子体分野を専門に掲げているドクターは、実力も知識も十分にあるといえるのです。

僕は開業までの2年ほどフリーランスの眼科外科医でしたが、手術の依頼が途絶えませんでした。それはなぜかというと、やはり手術を安心して任せられる技術があり、難しい目の手術が必要になったときや、予期せぬトラブルが起きた場合に再手術を引き受けられる外科医が少ないからです。

執刀医としての経験や手術件数が多いこともとても重要です。白内障手術というのは眼内レンズを挿入します。レンズというくらいですから、メガネと同じで度数が入っています。患者さんが見えるようになりたい位置に合わせた度数のものを挿入していきます。もちろんここに至るまでには患者さんに希望の見え方をお聞きし、近視や遠視などのもともとの眼の状態から適切な度数とそれに合わせた眼内レンズを選んでおくことが重要です。こういった作業をしっかりと行っているかどうかも、医師を選ぶポイントになります。

しかしながら人の眼の難しいところは手術前に想定した度数などが計算どおりにいかず、患者さんが、遠くが見えるように合わせたのに遠くが見えず手元に合ってしまうなどということが起きます。これを屈折誤差といいます。この屈折誤差を最小限に抑えるにはいくつかのポイントがあります。

　手術件数が多い医師を選ぶことはその一つで、手術を行っている患者さんの数が多ければその医院でのデータが多いことになります。屈折誤差はその医院で使用している機器と医師によって出方がまったく違います。逆にいえば一人の医師であればその屈折誤差の傾向は同じで、その誤差を予測することができるようになります。

　この誤差を予測するための医師個人の数値をパーソナルA定数（個別A定数）といいます。この数値を把握して手術後のズレを最小限に抑えることで良好な結果を出すことができます。この定数は数が多ければ多いほど安定しますが、総合病院などでは個人差が重要であるこの数値を医師全員で共有していることがあって、これではまったく意味がありません。複数の医師が手術に関わる場合も同様です。同じ医師が一つの施設で数多くの手術を積み上げて得られたデータにこそ意味があります。

　また、このデータをどれだけ活かせるかについても手術件数が関わってきます。パーソナルA定数は毎回同じように手術を行う技術があって初めて活かされます。いわゆる再現性というものです。手術を行うたびに切開の方向が違ったり圧力のかけ方が違ったりと、本当に少しの差で屈折誤差は生じます。この誤差を抑えるためには100件、1000件、1万件行っても毎回同じように切れる再現性——患者さんにとっては一度きりの手術ですが——が極めて重要です。この再現性の実現には、数多くの手術の経験が必要です。毎日車を運転する人とペーパードライバーの差が大きいのと同様に、毎日多くの手術を行っているということが良い術後成績につながります。

屈折誤差を抑えるもう一つのポイントは検査機器です。眼はカメラと同じ構造をしていますが、眼に入ってきた光は角膜、そして眼内レンズで屈折して網膜の中心に像を結べばピントが合います。このことから分かるとおり、眼内レンズの度数を決めるために必要なデータは、角膜の屈折力、そして目の表面から網膜までの距離（眼軸長）が分かればよいことになります。

眼軸長の測定についても検査機器により精度に大きな差が出ます。最先端機器であるほど精度が高いといえます。しかしながら非常に高額な装置なので、やはり手術件数が多く予算が潤沢にあって運営ができているところでなければ導入はできません。またこの機器は検査員の技量によっても測定誤差が出てしまいます。手術数の多い医院では検査員も多くの検査をこなしているので誤差を最小限に抑えることができます。

角膜の屈折力も検査機器によって測定結果に大きな差が出ます。角膜というものは膜というくらいですから、前面（表面）と後面（内面）があります。この角膜でどれだけ光が屈折するかが角膜の屈折力になるわけですが、従来の機器は角膜の前面のデータのみしか測れず、そこから後面の値を推測して角膜の屈折力を算出していました。しかし現在の最先端機器は角膜の前面と後面の両方のデータを測定でき、正確な角膜の屈折力を求めることができるようになりました。

もちろん私もこの機器を複数種類所持しています。しかしながらこれも高額で、所有していなくても通常レベルの白内障手術は行えてしまうため、日本ではまだまだ普及していないのが現状です。世界ではこの機器がスタンダードになっていても、日本では最先端の機器でも古い機器でも検査代は同じになるため、新しい機器に投資を行っていくことは、患者さんにとってより良い成績を出すんだという信念を持っていなければ医師の費用的負担が増えるだけになるという実情があります。これは厚生労働省の国民健康保険の制度の問題とも絡んできますが、患者のためにより良い機器を導入する際は医師側の費用的な負担も減るという流れにならなければ、良い医療は広まらないと考えます。また、特にレーシックといった近視を治す治療を行われている方に関してはこの機器による検査は必須になってきます。レーシックはエキシマレーザーで角膜の前面を削り角膜の屈折力を変化させて裸眼で見えるようにするという治療法ですが、角膜の前面のみを削り、角膜後面は変化していないので前面だけの検査では大きな誤差につながります。したがって、レーシックなどの手術を行っている方には角膜の前面と後面を測定できる機器が必須です。一般的には前眼部ＯＣＴといわれます。ほとんどの医院にある眼底の網膜の断面を撮るＯＣＴとは異なる前眼部ＯＣＴという機器が、屈折誤差を減らすにはとても重要です。

以上のことはすべて一人の医師による同一医院での手術により、実現できるものばかりです。このことから手術件数の多さはとても重要なファクターであることが分かると思います。

レーザー白内障手術装置（LenSx）を所有しているところは、その地域の白内障手術を主に担っている専門機関といっても過言ではありません。この医療機器の導入には数千万円の投資が必要で、維持費だけでも年間５００万円以上かかります。

レーザー白内障手術装置を所有していない医師の中にはレーザーなんていらないと言う

人もいます。私もレーザー白内障手術装置が登場したばかりの十数年前は必要ないと思っていました。私自身腕に自信があり、その腕で勝負しているからです。しかし、技術も進歩しさまざまな有用なことが分かってきたため僕もレーザー白内障手術装置を使用しています。

レーザー白内障手術装置の良いところは、狙ったデザインで固定された眼球を0・1㎜以下の精度で切ることができることです。しかしそれでもまだ足りない部分もあります。レーザーは切るときにナイフのようなものではなく一つひとつの点で細かく照射しミシン目を入れて切っているという原理になっています。そのためメスで切開するのに比べて断面に多少凹凸があることがあります。

特に僕は金属のメスでなくダイヤモンドのメスを使用するので、その差は大きくあると思います。

また、レーザー白内障手術装置は一人につき、動かすためのＩＣチップカードが1枚必要で、たくさん使用しても少ししか使用しなくてもコストは変わりません。そのためすべての工程にレーザーを使用したほうが得で、手術も楽になります。レーザー白内障手術装置を所持している施設の多くが機械任せだと思います。もちろんその手術方法でも良質な結果となります。

しかし僕はすべての工程をレーザーのみで行うことはしません。超上級者の術後の仕上がりを目指すためには、どうしてもレーザー白内障手術装置にはまだまだ足りない部分があるのです。そのため僕は、ダイヤモンドメスによる人力の手技よりも精度が勝る部分にしか使用していません。いわばレーザーと人力の良いところをとった「ハイブリッド白内障手術」を行っています。これはとても贅沢な使用方法で、労力もかかります。しかしながら患者さんにとっての成績を最重視するのであれば最も良い方法だと僕は考えています。白内障手術を任せていいドクターを目指し、結果にとことんこだわりたいという一心で行っています。

白内障手術には繊細さと大胆さの両方が求められる

白内障手術は、簡単に安全にできるようになったといわれていますが、本来は熟練した眼科医が、高度な手術機器を駆使して、顕微鏡を見ながら行うたいへん繊細な手術です。手術時間が長くなればなるほど、目にかかる負担が大きくなりますので、スピード、すなわち大胆さも必要です。白内障手術には、眼科手術のすべての技術が詰まっているといっても過言ではありません。

手技の違いによって生まれるほんの小さなズレ、例えば傷口の差が、術後の炎症反応や感染リスク、見え方のズレなどに影響することも少なくありません。また、ほかの目の病気を合併している場合や進行して水晶体の核が硬くなっている白内障など、扱うのが難しい目であればあるほど、手術の際に精密さや判断力が求められます。

さらに、白内障手術を担当する医師は、眼内レンズの度数設定や視力矯正について十分な知識が求められます。レンズにもメーカーによる特徴の違いなどがあるため、最新のレンズのことも含めて情報をどれだけもっているか、眼内レンズを扱った経験がどれくらいあるかが、術後の患者さんの満足度に影響することは間違いありません。

フリーの眼科外科医だった頃は、白内障手術のやり直し手術も多くこなしていました。「最初から僕が行っていればもっと精度が高い手術が提供できたのに……」と思うことも、正直たくさんあったのです。執刀医の手先の器用さなどは、見た目では分かりません。ですが、白内障手術をどれだけ経験してきたかという手術件数や専門分野などは、執刀医を選ぶうえで、目安になるポイントといえます。

加えて、検査から手術まで、白内障手術にはさまざまな機器が使われます。白内障手術において、機器の性能は手術成績や術中の痛みなどに関係しますので、非常に重要です。

例えば僕は、白内障の手術機器に「センチュリオン・アクティブセントリー」という最新機器を使用しています。これを使えば、目の中の圧を20mmHg（ミリメートル水銀柱）という低い圧で手術を行うことができます。通常の機器では60～80mmHgと非常に高い圧をかけて手術をするため、強い痛みが出やすくなります。後者の手術機器で何か問題が起こるというわけではありませんが、誰のための手術なのかと考えれば、痛みを軽減できるほうが望ましいといえます。そこに投資できるかは、医療機関や医師の考え方で変わってきます。

もちろんそこには技術が必要です。スポーツカーのレーサーと同じで、同じ機器を持っていても技術力で成績は大きく異なります。白内障手術では超音波乳化吸引装置というものを使用します。現在の超音波マシーンは昔に比べ高性能になっていますが、手術指導に行くとその性能をすべて使いこなせていない医師も多くいます。車と同じで性能がいくら良くなってもアクセルを全開で踏めなければ性能は発揮されません。いわば機器の性能に医師の技術力が追い付いていない状況です。

もちろんアクセルは全開ではなく状況に合わせた緩急が必要です。超音波乳化吸引装置にはブレーキは付いていないので右足だけのアクセルワークで眼内の挙動をすべてコントロールする必要があります。眼内の状況を顕微鏡下で瞬時に判断する能力と反射神経も重要です。

そういった意味でもプロスポーツと共通する点が多々あります。「私いい車持ってます」ではかっこはつくかもしれませんが性能をフルに活かした走行はできません。ではゆっくり安全運転であればいいのかというと、これも良くありません。手術には制限時間があり、時間が経てば経つほど眼の組織にダメージが加わり感染症のリスクも大きく増加します。技術と経験があって初めて機器の性能を発揮することができ、それが最高の手術につながっていくのです。また現在は車と同じでたくさんの安全機能が備わり、医師に安心して手術できる環境を提供してくれています。しかし最後に信用できるのは自分自身です。何かあっても患者さんの眼の責任を機械は取ってくれません。手術室は、人に人がメスを入れるという、医師のみに許される聖域です。医療機器の技術がいくら発達してもそこにいるのは医師と患者という人と人であることを忘れてはいけないと肝に銘じています。医師免許は勉強をすれば誰でも取得することができますが、外科医の場合、そこから先の手術室は、生まれ持っているセンスと器用さがなければ入れず、努力や訓練ではなかなかクリアできない部分があります。外科手術は選ばれた者のみが行えるプロスポーツの世界と同じで、厳しい世界であると考えています。

残念ながら患者さんからは、その医師の意識や技量を読み取れるだけの材料がないことがほとんどです。患者さんには「先生に任せます」といった方が多く、医師は最初から信用されていることの多い立場です。そういった環境で患者さんに不利益のないよう、手術室という場所に立つ医師には高い意識が必要と考えます。

僕の手術を見学しに、日本中、さらに海外から来られる医師もいます。ヨーロッパから来られた方は、「ドクター中原のような鮮やかな手術は初めて見た」と感動して帰られました。日本人は基本的に器用なのでもともと世界の中でも外科手術の評価は高いですが、それでも驚いて戻られます。日本の医師の見学も多く受け入れていますが、僕のポリシーとして同業の医師が見てすごいといわれる手術を行うことが結果として患者さんの最高の結果につながると思っています。論文や学会発表ももちろん大切ですし、医師の中には手術技術を見せたがらない人もいます。しかしながら患者さんに直結するのは手術の技術であり、これが外科手術においてすべてといっても過言ではありません。

さらにより患者の負担を減らすため、僕は顕微鏡にも最新機器を採用しました。患者さんの目に当てる光を通常より80%減らし、かつ非常に詳細な部分まで見える、現時点で最高性能の顕微鏡です。この顕微鏡を使うことで、患者さんの目への光障害が少なくでき、より繊細できれいな手術が可能になります。難点は、金額が高すぎるということです。１台で通常の機械が５台買えてしまうような金額になりますので、日本全国でも数十台しか普及していません（２０２４年１月時点）。

どのような機器を使っているか、患者さんには見えにくいところですが、クリニックのＷＥＢサイトに詳しく記載されていることもあります。医師のこだわりが伝わってきます。

また、僕はレーザー白内障手術装置（LenSx）も所有しています。非常に高価なためまだ全国でも数は多くありませんが少しずつ導入されています。このレーザー白内障手術装置を使用することで多焦点眼内レンズの機能を最大限発揮することができます。これは選定療養対象のレンズでも自費のレンズでも同じです。しかしこのレーザー設定値の決め方次第では結果が大きく異なってくるため、使いこなせないと宝の持ち腐れになってしまいます。通常の手術について精通した医師でなければレーザーを使いこなすことはできません。

とにかく、医師選びは慎重に行うことが重要です。患者さんには、すべて医師にお任せではなく、「自分の希望に応えてくれるかどうか」という視点をもち、信頼できる医師を選んでいただきたいです。

手術を受ける際、納得して執刀医を選んでほしいので、セカンドオピニオンを受けることも賛成です。患者さんご本人が高齢になり、自分で判断がつかない場合には、ご家族がセカンドオピニオンに付き添うなどしてサポートしていただきたいと思います。

大学病院か、個人経営のクリニックか

「手術は、大きな病院のほうが安心ですか？」

患者さんからよく聞かれる質問です。大学病院は設備が立派で重鎮のドクターが勢ぞろいしている、というイメージをもっている方は意外にも多いようです。

僕は、時々患者さんから「先生が執刀するんですか？」と聞かれることがあります。「若造」に見えるということかもしれませんね。ちなみに、医師として最も脂ののった40代です。アスリートの最盛期が20代前半ならば、眼科医としてベストパフォーマンスが出せる最高の時期だと自負しており、この年齢で開業したのも満を持してのことです。

眼科領域のことでいえば、患者さんの想像とはむしろ逆です。大きな病院よりも個人経営のドクターのほうが最新機器に詳しく、高い技術とともに最高の機器をそろえていることが多いといえます。

一般的に大学病院は年間の予算が決まっているため、最新の機器を医師が好きなだけ導入できる環境ではありません。手術用の機器や装置は一台一台の値段が高く、大きな病院が常に最新の機械を取りそろえようとすれば莫大な費用がかかります。そのため、古い機械を使い続けている大学病院も珍しくありません。

一方、個人経営のクリニックでの設備は、院長の考え方次第ともいえます。料理人が包丁一本にとことんこだわるのと同じように、スゴ腕サージャンと呼ばれるドクターのなかには、僕をはじめ機械オタクが結構います。最高の腕をもった職人だからこそ、最高の道具を使って最高の技術を提供したい。少なくとも僕の場合は、その気持ちがとても強いです。

また、大病院では、診察する医師と執刀医が異なるケースもありますが、担当医が一人のプライベートクリニックであれば、一人のドクターが責任をもって術前から術後まで患者さんの目を診ることが可能です。

もちろん、施設の大小にかかわらず、優れたドクターはいます。ただ、大きな施設だからより質の高い手術ができるとは限らないのです。

大学病院で治療を受ける際には、自分の執刀医が眼科のどんな領域を専門にしているかについても確認すると良いです。大きな病院では、在籍する医師の数が多く、トータルの手術件数に対して一人あたりの医師の手術経験はそう多くはないことがあります。ですから、規模が大きいか小さいかで判断するのではなく、執刀医の専門分野や手術経験を確認することがポイントになります。なかなか聞きづらいかもしれませんが、受診の際にそれとなく聞いてみるのも一つの手です。

余談になりますが専門外来についても、知っておくと良いことがあります。

僕が白内障手術を担当したある患者さんの話です。その方は、大学病院の「網膜外来」に長く通っていたそうですが、白内障については何の指摘も受けず、長い間放置したままになっていました。〇〇外来というと、非常に専門的で良いように思えますが、ある疾患に特化した外来という意味です。専門外来の医師が、眼の疾患すべてに精通しているわけではなく、専門以外の疾患は診ていないことが多分にありますので注意が必要です。

白内障をはじめ、緑内障や黄斑変性といった疾患は、年齢とともに増えてくる病気です。視力が急に低下するようなことがあれば、眼科で改めて検査を受けるか、担当医に症状を伝え、診てもらってください。

ポイント②
手術を受けるベストタイミング

次に大事なポイントは、手術を受けるタイミングです。白内障の多くは、急ぐ病気ではありません。白内障手術はご本人の意思でタイミングを決められますし、希望すれば、進行していなくても手術を受けることもできます。ただし、白内障はあまりにも進行してしまうと手術に必要な目の検査データが取れなくなって、手術の精度が落ちてしまうことがあります。ですから、タイミングはとても重要です。

では、白内障手術を受けるには、いつがベストかというと、一般的には「日常生活に不便を感じるようになってから」でよいと思います。白内障は進行していきますから、最終的には、どなたも長生きする限りは手術が必要になります。年齢でいうと、あくまで目安ですが、60歳ぐらいになったら手術を検討していい年代です。

細かい作業が多い方や趣味や仕事でパソコンをよく使う方は、ちょっとした見えづらさも支障となりやすいため、手術時期は早いほうがよいです。運転する方も同様です。運転免許の書き換えには、矯正視力０・７以上が必要です。逆に、普段家のなかで過ごすことが多く、細かい文字はあまり見ないという方は、慌てる必要はありません。

また、メガネやコンタクトレンズに頼らず裸眼生活をしたい、スポーツを続けたい、老眼を治したいといったご要望があれば、早めの手術をすすめることもあります。20年ほど前に比べると、眼内レンズの品質は随分向上しました。現在はプレミアムレンズといって、乱視矯正眼内レンズや、多焦点眼内レンズなど、付加価値をもったレンズが出てきており、早い段階で白内障手術を受けられる方も多くなっています。

いずれにしても、手術は目的をもって行うことが大事です。患者さん自身が、「どんな結果を得たいのか」「治したいことがあるのか」という点がとても重要です。「見えにくい生活から解放されたい」「日常生活が送れる視力があれば十分」という方もいれば、「ずっとメガネをかけ続けてきた人生だったので裸眼でものを見てみたい」「年齢を重ねても、スポーツを続けたい」「運転免許の更新に視力の維持が必要だから」等々、患者さんの希望を叶えるために、医師はさまざまな情報提供をし、選択肢を提示します。僕が最初の診察に最も時間をとることにしているのは、そうした背景もあります。

手術を受けられる前に、ご自身が「何のために白内障手術を検討しているのか」について、もう一度振り返ってみることをおすすめします。

手術を急いだほうが良いケースもある

白内障は、基本的には手術を急ぐ必要はありませんが、なかには急いだほうが良いケースもあります。

① 年齢が80歳以上である・白内障が進行しすぎている

手術の前には問題なく手術ができるかどうかを調べるために、いくつかの検査を行います。検査データによって、視力は良くも悪くもなりますし、合併症を減らすことにもつながります。つまり、手術の結果を左右する検査は、とても大事な要素です。

なかでも白内障手術の結果に大きく影響するのが、眼内レンズの種類や度数を決めるための検査です。ほんの数年前は「また見えるようになればよい」程度だったのが、今はより良い見え方を追求する方向へと格段に手術のレベルが上がってきています。そのため検査では、眼の状態を精密に計測し、患者さんの求める見え方と、眼内レンズの種類や度数を高精度で決定していきます。このとき、あまりにも白内障の症状が進行してしまっていると、目のデータが正確に測れない場合があります。結果、眼内レンズを入れた際に、度数のズレが生じる可能性が高くなります。ですから、進行しすぎないうちに手術を受けるということも、実は大切なことです。

②メガネをかけても視力が両眼で0・7未満である

普通自動車免許では、「両眼で０・７以上、かつ片眼でそれぞれ０・３以上であること（メガネ等による矯正視力も可）」が条件です（２０２４年１月時点）。運転をする方で、これを下回っている場合は、白内障手術を検討します。

③老眼を治したい

老眼は、加齢が原因で水晶体が硬くなったことによって起きます。水晶体が厚みを変えられなくなり、ピント調節が困難になるのです。白内障手術は、副次的な効果として老眼治療が期待できます。

ただ、まだ老眼がそれほど進んでいない方には、反対に近くが見えにくくなる場合があります。目がかすむ、まぶしいといった自覚症状がなければ、早急な手術はおすすめしていません。

④水晶体の核がどんどん硬くなっていく「核白内障」

「核白内障」は、進行すると手術が難しくなっていきます。手術中に合併症が起こるリスクも高くなりますので、早い段階での手術をおすすめします。核白内障というのは、水晶体が中心から濁ってくるタイプの白内障です。水晶体が硬くなって、光の屈折が変わるため、老眼が一時的に治って近くが見えやすくなることがあります。

⑤遠視の方

水晶体は、加齢によって厚みが出てくるため、目の虹彩という部分を圧迫する可能性があります。これが緑内障の発症に関わることがあります。遠視の方はもともと眼球が小さい（短い）ため、虹彩や隅角といわれる水晶体の前方部分が圧迫されやすく、緑内障のリスクが高いといえます。

緑内障にはいくつか種類があり、そのなかに「閉塞隅角緑内障」というものがあります。これは、房水が排出される隅角という場所が閉塞してしまうことで発症する緑内障です。房水とは眼球のなかを満たしている水分のことで、眼球のなかでは常に一定の房水が作られ、同時に排出されることで眼球のなかの圧が一定に保たれるようになっています。この房水の排出が閉ざされてしまうと、眼圧が上昇し、視神経が障害を受けて緑内障が起きてしまうのです。

白内障手術は水晶体を取り除く手術なので、虹彩への圧迫を解消することができます。結果として、緑内障の予防になるというわけです。完全に隅角が閉塞しきってしまうと、急激に眼圧が上昇して「急性緑内障発作」を起こすことがあります。白内障手術は、この緑内障発作の予防にもなります（103ページのコラム参照）。

以上の理由から、遠視の方には、早めに白内障手術をすすめることがあります。遠視の方は年齢とともに手元が見えにくくなる方が多いため、術後は手元が見えやすくなり満足度は比較的高いです。

⑥ 強度近視

強度近視の方が白内障手術を受けると、強い近視が改善され、度の強いメガネから解放されます。裸眼で生活できる時間も増えるので、「もっと早く手術を受けておけば良かった」とおっしゃる方が少なくありません。

⑦ 緑内障やほかの眼の疾患がある場合

糖尿病やアトピー性皮膚炎がある方は、白内障の進行が早くなります。糖尿病の人は糖尿病網膜症を、アトピー性皮膚炎の方は網膜剥離を併発していることも多いため、定期的に眼の検査をして、水晶体や網膜の状態をチェックする必要があります。アトピー性皮膚炎では、若い年代で白内障手術が必要になる場合があります。糖尿病の方は、網膜症の病状によって手術を早めるかどうか検討することになります。

ほかには、緑内障手術や硝子体手術など、ほかの眼科手術を行うときに、同時に白内障手術が行われることがありますが、従来行われてきたこの方法には注意が必要です。水晶体を一度取ってしまうとピント調節が失われます。手術を2回に分けてでも、水晶体を温存したほうが良いケースもあります。医師に技術があればこれが可能であるにもかかわらず、硝子体手術をするのに水晶体が邪魔になるからという理由（つまり医師の都合）で、白内障手術が同時に行われてしまっているのが現状です。目の手術の際には、主治医によく確認しておく必要があります。

このようにさまざまなケースがあるため、手術のタイミングは、白内障手術の経験豊富な医師とよく相談して決めることが大切です。長年、目薬での治療を続けている方も時々いますが、そもそも手術を行っていないクリニックの医師では、手術の適切なタイミングをアドバイスすることは難しいです。経過を見ていくにしても、白内障手術を行う医師に診察をしてもらうほうが安心です。

すぐに手術をしないまでも、白内障が進行してしまう前に眼の検査データだけでも取っておくという方法もあります。また、視力検査では問題がなくても、白内障が原因で外の光がまぶしくて仕方ない、ものがダブって見えて気持ちが悪いなどといった症状が出ているることもあります。見え方で気になることがある場合には、一度、白内障手術を行う眼科で相談することをおすすめします。

これまで数多くの目を手術してきましたが、もう少し早く手術を受けていたら、もっと良い手術ができたのにと思うことや、もっと良い成績（視力を出すという意味）を出せただろうにと感じるケースは少なくありません。

白内障手術を先延ばしにするメリットが唯一あるとすれば、今後、眼内レンズの性能がさらに進化する可能性があることです。白内障の進行がそれほどでもなく、ほかに目の病気もなく、待てる人にとってはそれでもいいかもしれません。

ただ、早く手術すれば、裸眼で生活できる時間が長くなります。加えて、眼内レンズの選択肢が増えたり、視力調整にも良い結果が出たりと、メリットも多いのです。

ポイント③

眼内レンズ選び／人生で一度、眼内レンズ選びは慎重に

眼内レンズ選択のミスマッチは、患者さんの満足度低下につながります。「こんなはずではなかった」とならないように、ご自身が眼内レンズの特性をよく理解し、医師とよく相談することが大切です。

白内障手術では術後すぐに見えるようになる、と言いましたが、実際には、患者さんの不満の声はゼロではありません。手術は問題なく終わっても、「かえって見えづらくなった」というクレームもあるのが実情です。

その原因は２つあると考えています。１つは、患者さんに手術によって見え方がどう変わるか、眼内レンズのメリット・デメリットを医師がきちんと説明していないこと。もう

1つは、ご要望をしっかり聞いたうえで適切な眼内レンズを、医師がすすめられていないことです。ポイント①で「信頼できる医師を選びましょう」と申し上げたのは、この点にもリンクします。

術前と比べて、「見えやすくなったか」「日常生活が快適になったか」ということが、患者さんの満足度を高めるためには重要です。日常的に運転をする人、パソコンを使う人、スポーツをする人……など、目をよく使うシーンは人によって異なるため、どうしたら快適と感じるかは人それぞれです。その点を医師がしっかり受け止めたうえで、患者さんのご要望にあった眼内レンズを提示することが大切です。

現在のところ、人工の眼内レンズには、人間の水晶体と同じように自然に厚みを調節しピントを自在に合わせられるものは存在しません。期待値と現実の使い勝手のギャップが大きいと、患者さんの満足度は下がってしまう可能性もあります。眼内レンズはあくまでも製品であるため、メリット・デメリットの両方があります。

白内障手術のメリット

1. 白内障で低下した視力が改善する

目がかすむ、まぶしいなどの症状がなくなり、見やすくなります。

2. 屈折異常を矯正できる

眼内レンズの種類や度数によって、遠視、近視、乱視などの屈折異常を矯正できます。したがって、白内障を治すと同時に、見え方が以前よりも良くなります。裸眼で過ごせる時間が増える可能性があります。

白内障手術のデメリット

1．ピント調節力が失われる

眼内レンズは、水晶体のように自由に厚みを変えられないため、決まった距離にしかピントは合わなくなります。ただ、年齢を重ねている方ですと、ピント調節機能そのものが落ちているともいえますので、ピントが合わなくなったと感じることもあります。

2．メガネが必要になる

特に単焦点眼内レンズを選んだ方では、ピントを遠近どちらに合わせたかによって、メガネが必要になります。多焦点眼内レンズを選んだ場合にも、すべての距離にピントが合うわけではないので、その方のライフスタイルによってピントが合わない距離を見るためにメガネが必要になる可能性があります。しかし、多くの距離にピントが合うなど性能が良いレンズを選べばその可能性は低くなります。

白内障手術を受ける際には、以上のような眼内レンズの特性を十分理解したうえで、「どんな目になりたいのか」を、ご自身のライフスタイルや職業に照らし合わせて考えることが重要です。

長年近視だった方は、裸眼で遠くを見たいという希望をもっていることが少なくありません。しかし、長年近視の見え方に慣れてきた方が、白内障手術で眼内レンズを入れる際に遠くにピントを合わせてしまうと、近くがよく見えなくなり、かえって不便に感じてしまうというようなことが起こり得ます。手術前の生活環境やライフスタイルを大きく変えないほうが、満足度が高い場合も多いのです。最近では、複数の距離にピントが合う多焦点眼内レンズも出てきていますが、多焦点眼内レンズの種類にもさまざまなものがあります。不明な点はしっかりと確認し納得してから、手術を受けることが重要です。

白内障手術はやり直しができるのか？

通常、眼内レンズは一度入れたら一生使い続けるものです。よって、患者さんは、あちらの医師が良かったとか、あのレンズのほうがこちらより良かったというように、比較ができません。見たい距離は一人ひとり違います。レンズを選ぶ際には、これまでどう生きてきたか、ということが、実は非常に大切なのです。

とはいえ、不具合が生じた際のサポートは当然ながら必要です。そのため僕は「やり直し外来」というものを設けています（１０６ページのコラム参照）。より高いレベルの見え方を、患者さんが求めるようになった現在、やり直し外来があればきっと喜んでいただけるだろうと感じたのです。

例えば、ある歯科医の方の白内障手術を十数年前に担当したときには、３回ほど眼内レンズを入れ替えることになりました。最初に彼が選んだのは、多焦点眼内レンズでした。当時の多焦点眼内レンズも、ピントは遠くでも近くでも合いましたが、その代わり見え方に慣れるまでに時間がかかったり、映像の正確さや鮮やかさが単焦点眼内レンズに比べるとやや劣りました。多焦点眼内レンズを2種類ほど入れ替えましたが、それでも満足のいく見え方には至りませんでした。最終的には、1つの距離にピントが合う単焦点眼内レンズを入れて、ようやく納得いただいたという経緯でした。この患者さんは、歯科医だけに、近距離がクリアに見えることにこだわりが強かったのです。現在のレンズになってからは、このような症例にはあっていません。

本来は何度も手術をするのは目にとって負担が増しますから、あまり好ましいことではありません。しかし、高い技術をもってすれば、負担なく眼内レンズを入れ替えることは可能です。レンズの品質が良くなかった時代に眼内レンズを入れた患者さんからは、最新の多焦点眼内レンズに変更したいという希望が出てきても不思議ではありません。

ただ、レンズを入れ替えるには、一度入れたレンズを小さく切って取り出す、あるいは傷口を大きく切って水晶体の袋ごと取り出すことが必要で、患者さんによっては手術の難易度が上がる場合があります。そういった方への選択肢としては、「アドオンレンズ」といって、もう1枚レンズを重ねる方法があります。最初に単焦点眼内レンズを入れている方で、多焦点眼内レンズにしたい場合、もう1枚レンズを重ねます。逆に多焦点眼内レンズに、単焦点眼内レンズを重ねるやり方もあります。ただし、日本の健康保険は病気に対してしか認められていません。度数がずれている、眼内レンズの相性が悪い、思っていたものと違った……などでは病気と認定されません。したがって多くの場合のやり直し外来の費用は、自由診療となります。

手術がうまくいっても、眼内レンズが合わなければ、手術は成功とはいえません。眼内レンズ選びで失敗しないためにも、カウンセリングを丁寧に行う医療機関を選ぶべきです。レンズを豊富に扱っているかどうかも、大事なことです。医師はどうしても自分の使い勝手の良いレンズを選びたくなるものですが、多くの種類のレンズをそろえ、またはレンズの品ぞろえにしっかりとした根拠があり、患者さんの要望にあったレンズを提示してくれるクリニックを選ぶと安心です（保険診療の範囲では選べるレンズが、単焦点眼内レンズに限定されます）。

患者さん自身も、まずはどんな見え方を希望するのかを、よく考えておくべきです。どんな治療法、レンズ選びにも、メリット・デメリットがありますから、よく調べたり聞いたりすることが大切なのです。

手術を受ける前に知っておきたい白内障の合併症

白内障手術自体は、安全性の高い手術です。僕自身は、白内障手術でこれまで一度も失敗したことがありません。しかし、なかには術中や術後に合併症が起こることもあります。そのような場合、再手術が行われることがあります。合併症と聞くと、怖くなってしまうかもしれませんが、後発白内障など比較的頻度が高い合併症の場合には、後日、外来治療だけで良くなることがあります。合併症について理解をしておき、術後に何かおかしいと感じることがあれば、主治医にすみやかに相談する必要があります。

◆術中のトラブル

●水晶体の袋が切れる（後嚢破損）

水晶体を砕く途中で後嚢が破れたり、水晶体の破片が眼球のより内部（硝子体）に入ってしまったりして、予定外の処置が必要になることがあります。

後嚢破損が起きる原因は、ドクターサイドのヒューマンエラーがほとんどですが、なかには患者さんサイドの問題によることもあります。もともと目の脆弱性や水晶体の先天性の異常（後部円錐水晶体、球状水晶体）があり破れやすくなっている場合、ほかには網膜剥離の手術をした際に後嚢が破れてしまっているケースなどがあります。

医師の技術不足による場合、超音波で水晶体を砕いている最中に後嚢に当たって破れてしまうことがありますが、上級者から超上級者になるとめったに起こらなくなる合併症です。僕自身もそうですが、腕が良いと名の通っている医師では超音波で後嚢を破ることはまずあり得ないと思います。しかし中級者のレベルでは１％ほど起こるといわれることもあり、両眼の手術を考えると50人に1人の患者に起きるということになりますから恐ろしいことです。もし多焦点眼内レンズを予定している場合は、後嚢破損が起こるとそのレンズを使用できなくなります。ただし、超上級者になると破損していても挿入できることが多いです。後嚢破損が起こったときのリカバリーの対応は、その瞬間の行動にすべてがかかっていますが、多くの医師の場合、気が動転してしまい、正しい処置をすることができなくなり、完全な失敗になってしまうことが多いです。中級者くらいまでだと後嚢破損を起こしても正しい対処ができず、逆に適切な対応ができる超上級者になるとそもそも後嚢破損を起こさないというジレンマがあります。

また、目の脆弱性などの理由でどうしても破損が避けられない症例などの場合、最終的な対処方法は、硝子体手術になります。いかに硝子体手術の技術が大切かということです。

●チン小帯が切れる（レンズの脱臼）

患者さんのなかには、水晶体を支えるチン小帯が弱っている方がいます。高齢の患者さんや過去に目の外傷を負った経験がある方などにみられます。

その場合、手術中に断裂してしまい、水晶体が目の奥の硝子体というところに落ちてしまうことがあります（水晶体脱臼）。その時点で、硝子体手術が必要になります。チン小帯の一部が切れた人については、ＣＴＲ（水晶体嚢拡張リング）という器具で補うような処置が必要になりますが、いずれにしても難易度の高い手術が必要になります。

現在、白内障手術は数多く行われていますが、白内障の手術はできても、硝子体手術を行ったことのない医師は大勢います。硝子体手術経験のない医師による白内障の手術中にこのような事態が発生した場合には、後日別の病院に患者さんを送るか、別の執刀医で再手術ということになります。硝子体手術ができる医師がいるかどうかで、その病院の対処が変わってくるということです。

◆術後のトラブル

●眼内炎

切開した傷口から細菌感染を起こすことをいいます。現在の手術方法では傷口も小さく、術後に炎症抑制・感染予防のための目薬をしっかりと使っていただくことで、眼内炎を起こすことはまずありません。必要以上に怖がることはありませんが、医師の指示に従って点眼をきちんと続けて眼内炎を予防すべきです。

目のなかに炎症が起きると、急激な視力低下や充血、痛みを引き起こし、失明に至る危険もあります。万一起きた場合には、すみやかに硝子体手術を行うことが必要になります。

●飛蚊症（硝子体混濁）

目の前に黒い虫のようなもの（浮遊物）が飛ぶように見える症状を、飛蚊症といいます。視線を動かすと、それに合わせて動く場合があります。目のなかは硝子体というゲル状の物質で満たされていますが、この部分に濁りが出ると網膜に映り、視野のなかで黒い虫のように見えるのです。

もともと飛蚊症があった方では、白内障手術後に、目がよく見えるようになったために、飛蚊症の症状を強く感じる方がいます。飛蚊症には、生理的なもののほかに、網膜剥離など目の病気が原因で起こるものがあります。術後、飛蚊症の症状に気づいたら眼科の診察を受けるようにしてください。この症状についても、改善するには硝子体手術しかありません。

●後発白内障

白内障の術後、数週間から数年経って、再びものが見えにくくなることがあります。そうした症状の原因の一つに「後発白内障」があります。個人差はありますが手術後時間が経過するにしたがって必ず起こるものです。

水晶体は水晶体嚢という透明な袋に包まれています。手術では、濁った水晶体を除去するためにまず水晶体が入っている袋の前の部分（前嚢）を丸く切り取り、残りの後嚢を残してそれを眼内レンズの受け皿にします。術後しばらくしてから残された後嚢部分に濁りが出ると、ものがかすんで見えるようになるのです。その場合の治療法としては、レーザーを使って後嚢を切開する方法があります。外来で行うことができますし、数分で終了し、痛みもありません。視力はすぐに回復します。ただ、ひどい場合には硝子体手術が必要になります。

注意したいのは、不具合が起きた原因が、本当に後発白内障だったのかという場合です。入れ替えた人工レンズのほうに不具合があって視界が濁っていることも考えられます。後囊を切開してしまったあとでは、レンズの入れ替えが難しくなります。レンズを支える土台を新たに作る手術もありますが、その場合には単焦点眼内レンズしか選べなくなります。

こうした理由から、「後発白内障のレーザーは慎重に行うべきだ」と考えています。レーザーの打ち方にも技術が必要で、技術力の低い医師が扱うと、眼内レンズのほうに傷をつけてしまって、それが原因で見えづらくなることも生じています。またレーザーを打つ範囲も医師の技量によって異なります。治療にはどんなことにも技術が重要であるということで、医療機関や執刀医は技術力で選んだほうがいいというのは、こうした理由もあるのです。

合併症のほとんどのケースで硝子体手術が改善策であることが分かっていただけると思います。白内障手術と硝子体手術を両方とも行える医院は残念ながら圧倒的に少ないですが、僕個人としてはそのような医院での白内障手術を強くおすすめします。

白内障手術は、術後に補正が必要になることもあります。その場合にきちんと対応してもらえるかどうかも、医師に確認しておく必要があります。安心して白内障手術を受けるためにも、確かな技術があり、術後の生活や視力のことまで考えてくれる医師を選びたいものです。

コラム

白内障の治療で、緑内障を予防できる!?

年齢を重ねて起きる目の病気の一つに「緑内障」があります。眼圧の上昇などによって、視神経が障害され、視野が欠けてしまう病気です。視野がいったん欠けてしまうと、元には戻らないため、放っておくと失明の危険性もあります。現在、日本における中途失明の原因では、緑内障が第1位となっています。

緑内障は40歳代以上の中高年にみられますが、初期には自覚症状がほとんどないことから、早期発見のためにも、見え方のチェックや眼科での眼圧チェックが大切です。

緑内障は眼圧の上昇によって起こるわけですが、「原発閉塞隅角緑内障」は、隅角という部分が塞がってしまい、眼球のなかを満たしている房水という透明な液体が行き場を失った場合や、下を向いて長時間作業をする、興奮するといったきっかけによって眼圧が上昇し、緑内障発作が起こります。

これは、生まれつき前房（水晶体と角膜の間の部分）が浅い人に起こりやすいといわれています。

または、加齢に伴って水晶体が厚みを帯びてくることがありますが、その影響で虹彩という部分が隅角側に押し出され房水の出口を塞いでしまうことがあります。

いったん隅角が閉塞すると、溜まった房水は虹彩を上に押し上げるので、隅角はますます狭くなります。房水が作られ続け大量に溜まってしまうと、眼圧はどんどん高くなり、パンパンになります。通常の眼圧は10～20㎜Hgくらいですが50～60㎜Hgまで跳ね上がることがあります。この状態を「急性緑内障発作」と呼んでいます。

急性緑内障発作は、治療が遅れてしまうと、視野が欠け、失明する危険がある緑内障です。目の症状以外にも、吐き気や頭痛などを伴うため、脳の病気が疑われることもあります。

このような急性緑内障発作を起こしやすい方には、予防処置として白内障手術がすすめられることがあります。白内障手術で挿入する眼内レンズは、もともとの水晶体に比べればはるかに薄いので、術後の隅角は広くなり、房水の通り道を確保しやすくなるからです。つまり、白内障手術が、閉塞隅角を治療することになるわけです。その結果、閉塞隅角緑内障や急性緑内障発作のリスクを大きく低下させることができます。

若い方で白内障がなければ、水晶体を温存しておきたいので、「レーザー虹彩切開術」という治療法を選ぶのが一般的ですが、白内障が進行している場合には、早めに白内障手術に踏み切る場合もあります。

コラム

やり直し外来について

白内障手術で、入れ替えた眼内レンズは、一度入れてしまえば交換の必要はなく、不具合がない限り生涯使用できるものです。

ただし、例外はあります。すでに白内障手術を受けているが、見えにくい、調子が悪いという方もいるため、僕はおそらく日本初の「白内障やり直し外来」を設けました。

やり直しには、目に入っている眼内レンズを取り出して別のレンズと交換する方法や、以前に受けた手術を修正する方法など、さまざまな方法があります。

やり直し外来では、以下のような方を対象としています。

・白内障の手術をすでに受けているが、とても見えづらく主治医からはメガネで様子を見るしかないと言われている。

・白内障手術をすでに受けているが、手術時に乱視や近視が治るという説明を受けていなかった。今からでもメガネなしで見えるようにしたい。

・多焦点眼内レンズがあるということを知らずに、単焦点眼内レンズの手術を受けてしまった。または多焦点眼内レンズが登場する以前に白内障手術を受けたので、今からでも多焦点眼内レンズにしてみたい。

・夜間の見え方が良くない、視力は出るがモヤが常にかかっているような気がする。

白内障手術のあとで、このような不具合がある場合には、主治医への相談が必要です。

残念ながら、白内障手術の際に、患者の皆さんが知らされていない内容は多くあります。不具合を感じて担当医に質問しても、医師に「手術は成功したので問題ありません」などと押し切られ、泣き寝入りの状況になっている方が多いのが現状です。

しかし、ＷＥＢ検索をすると「白内障手術　やり直し」というキーワードがたくさん出てくるのです。困っている患者さんは多いのです。

コラム

白内障手術の歴史は意外と古い

白内障手術は、紀元前からすでに手術法が確立されていたといわれています。その昔は、「墜下法」といって、目のなかに針を刺すなどして眼球の奥に水晶体を落とす術式でした。この方法が日本に伝わったのは、１３００年代の室町時代です。

その後、18世紀半ば頃からは、角膜を切開して水晶体を取り出す「摘出術」が行われるようになりました。麻酔や消毒法が確立していない時代でしたから、痛みは相当なものだったことでしょう。また、抗生剤もない時代ですから、術後の感染症も起きやすく、非常に難しい手術だったと推測されます。

墜下法も摘出術も、濁った水晶体を取り除くことで、光は通るようになりますが、術後は目のレンズがなくなってしまうためピントを合わせることができません。視力を補うため分厚いメガネが必要だったそうですが、見え方はかなり不自然だったと考えられます。

20世紀に入ると、白内障手術に革命が起こりました。より自然な見え方に近づけるための「眼内レンズ（人工水晶体）」の発明です。さらに、今では主流となった「超音波乳化吸引装置」が発明されました。それでも最初のうちは、切開する傷も大きく、精度の低い手術だったため、術後炎症や術後乱視などが起きていました。

それから、超音波乳化吸引法の技術も進歩し、ここ20年ぐらいの間に、小さな穴から器具を差し込んで、濁った水晶体を砕き吸い取り、レンズを挿入するという「小切開手術」時代へと突入しました。背景には、折りたたみの眼内レンズが登場したことも、大きく影響しています。

眼内レンズの素材がとても硬かった時期には、角膜を大きく切開する必要がありました。それが最近では、切開創は2～3㎜まで小さくなりました。傷口は小さいほど炎症反応が少なく、感染症のリスクも減らすことができます。

こうして、白内障手術はより安全なものになり、目にかかる負担も随分少なくなりました。また、１９９２年４月には眼内レンズが保険適用になりました。これにより、白内障手術は、広く普及することとなりました。

切開創はより小さくなり、術後の炎症など患者さんの負担が軽減したため、今では日帰り手術が主流となっています。僕が行うのは１００％日帰り手術です。精度の高い手術を行えば術後の回復も早く、入院の必要はありません。ただし病床を持っている施設ではベッドの稼働率を上げるためといった病院側の都合や、入院手術でなければ保険がおりないなど患者さん側の理由から、入院で行われる場合もあります。本来このような施設選びは良くないので、あくまで医師の技術力で選んでいただきたいと思っています。

レンズについては、種類も豊富になり、複数の距離にピントを合わせた2焦点レンズ、3焦点レンズ、最先端のものでは5焦点レンズ、さらには柔らかい素材の折りたためるレンズ、乱視矯正に着目したレンズなど、患者さんの希望に合うレンズが続々と開発されています。さらに、検査や手術の際に使う機器やメスなども、時代とともに進化しています。

第3章

ライフスタイルに合わせて選ぶ多焦点眼内レンズで後悔しない

眼内レンズの種類と特徴を知る

近年「多焦点眼内レンズ」の進化には目覚ましいものがあります。それに伴って、手術後の視機能をより向上させることができる時代になってきています。僕がおすすめしたいのも多焦点眼内レンズです。

保険診療で選択できるレンズは、通常、一カ所に焦点を合わせる単焦点眼内レンズに限られます。一方、自由診療になると「遠くも近くも見える」多焦点眼内レンズをはじめ、国内未認可の海外のプレミアム眼内レンズなど、選べるレンズの数が格段に増えます。

ただ、眼内レンズは簡単に入れたり外したりして試すことができないために、「自分に合ったレンズはどれか」「術後の見え方を知りたい」など、選択に迷う患者さんも多いと思います。患者さんご自身が、あらかじめ知っておくとレンズの選択に役立つ情報もいろいろとあります。眼内レンズはどう進化してきたのか、どのような種類があるのかなど、眼内レンズの基礎知識も交えながら、最先端の多焦点眼内レンズの魅力について紹介します。

眼内レンズには、大きく分けて、単焦点眼内レンズと多焦点眼内レンズ、またそれぞれに乱視矯正機能のついたレンズがあります。

現在最も普及しているのは、単焦点眼内レンズです。近距離用（30～40㎝）、中間距離用（50㎝～１・５ｍ）、生活距離用（２～３ｍ）、遠距離用（５ｍ以上）があります。単焦点眼内レンズは、読んで字のごとく、１カ所に焦点を合わせるレンズです。人工の眼内レンズは、人の水晶体のように自在に厚みを変えることはできませんので、単焦点眼内レンズを選んだ場合、あらかじめ決めておいた一定の距離でしか焦点は合いません。

一般的には、普段患者さんがよく見ている距離にピントを合わせることが多いです。自動車の運転をよくする方なら、遠くを見る必要が出てきます。そこで、ピントを遠距離に合わせると、手元の文字などを見るときにはメガネが必要になります。逆に近くにピントを合わせた場合には、新聞や本など手元の文字は見やすくなりますが、運転をしたり遠くを見たりするときにはメガネが必要になります。

　そこで、「なるべくメガネをかけずにより快適な生活ができるように」と、開発されたのが多焦点眼内レンズです。多焦点眼内レンズは、近距離と遠距離、または遠距離と中間距離といったように、１枚のレンズで複数の距離に焦点が合うようにできています。多焦点眼内レンズはある程度広い範囲が見えるので（遠くなら無限遠、近くなら75cm、手元重視なら35cmなど）、患者さんのライフスタイルによっては、メガネがほとんどいらなくなることもあります。

　その一方で、多焦点眼内レンズは、単焦点眼内レンズに比べると見え方が甘いことや、夜間に車の対向車のライトに輪がかかって見えたり、光がギラつく（ハロー・グレア）などの問題が指摘されていました。最近では、そうした欠点を補う、またはハロー・グレアがまったく起こらないレベルの多焦点眼内レンズも登場しています。

多焦点眼内レンズをすすめる理由

これだけレンズの性能が良くなってきた現在では、圧倒的に多焦点眼内レンズに〝分〟があると考えています。

なぜなら、眼科領域において「老眼治療」は永遠のテーマだからです。「老眼鏡なしで生活したい」方はとても多いのですが、これだけ医学が進歩しても、いまだに老眼を治す治療法はありません。多焦点白内障手術なら、老眼が事実上、解消できる可能性があるのです。さらに多焦点白内障手術をきっかけに近視、遠視、乱視、老眼といった複数の悩みが解決できる可能性があります。

人の水晶体は、もともとは厚みを自在に変えることでピント調節ができるようになっています。人工の眼内レンズは、人の体にもともと備わっている水晶体とまったく同じものではありません。現代の技術では、人の目と同じ性能はまだ作り出せていません。

人間の目というのは、すばらしくよくできています。若い頃は、水晶体に柔軟性があって、手元も、中間距離も、遠くも、意識せずに見えていたと思います。

ところが、年齢を重ねると水晶体が硬くなり、ピント調節機能が低下し始めます。新聞やスマートフォンを遠ざけないと文字が読めなくなったり、夕方になるとものが見えにくくなったりします。こうした自覚症状は、水晶体がもともともっていた調節力が衰えてきたサインです。調節力の低下は、40歳頃から顕著になり、やがて老眼鏡や遠近両用メガネが手放せなくなります。さらに、年齢とともに水晶体に濁りが生じてくる白内障も進行していきます。

白内障手術を受けて、水晶体を人工の透明なレンズに取り替えると、視界のかすみはクリアになります。しかし、若い頃のように自在にピントが合う目には戻りません。その不便さを、できるだけ解消するために誕生したレンズが、多焦点眼内レンズなのです。

意識していないかもしれませんが、僕たちの生活のなかには、手元、中間距離、遠方のすべてが同時に見えないと困るシーンが数多くあります。

例えば、旅行先で、観光をしたり、ショッピングをしたり、さまざまなレジャーを楽しむとしましょう。眼内レンズの焦点を遠方に合わせていた場合、遠くの景色を楽しむ分には問題ありませんが、買い物の際にものの値段を見たり、財布からクレジットカードを取り出したり、またはスマートフォンを操作しようとしたりすると、老眼鏡を取り出さないと手元がよく見えないという状況に陥ります。写真撮影をするときにも、遠くの景色や被写体が見えていればよいということではなく、手元の画面（またはファインダー）もよく見える必要が出てきます。

ゴルフをするときにも、ピントが手元に合っていなければ、プレイ中はよくても、スコアカードに記録するときには老眼鏡が必要になる……ということになります。

自動車の運転中はどうでしょう。そもそも免許取得には、一定以上の視力が必要とされます。単焦点眼内レンズで遠方にピントを合わせれば、標識や信号はよく見えるようになります。しかし、カーナビや地図を見る際には焦点を近距離に合わせる必要があり、ぼやけてよく見えません。運転時に瞬時にメガネをかけ替えながら運転するということは、事実上不可能ですから、運転を諦めざるを得ない状況になってしまいます。

このように、単焦点眼内レンズでは、さまざまなシーンで不便さが出てきてしまうのです。

現代のシニア世代は、アクティブシニアなどと呼ばれ、活動的に過ごす方が増えています。体力、気力ともに充実しており、現役で仕事を続けている方もいれば、第二の人生で趣味や社会貢献活動などに精力的に取り組む方々もいます。

多焦点眼内レンズなら近くも遠くも見えるので、患者さんがやりたかったことができる可能性が出てきます。多焦点眼内レンズを選択し、より快適な視機能を手に入れることで、日常生活がより充実したものとなるのです。

多焦点ではあっても、どこでもピントが合うわけではありませんので、やはり患者さんのライフスタイルや要望に合わせて眼内レンズを選んでいくことには違いありません。患者さんの希望を汲み取り、最適な眼内レンズを提示できるかどうか、医師には豊富な経験や力量が求められますし、もちろん多焦点眼内レンズの機能を最大限発揮させる技術力も重要です。

眼内レンズの進化の歴史

そもそも眼内レンズはどうやって進化してきたのでしょうか。

眼内レンズが初めて使われたのは、第２次世界大戦後の１９４９（昭和24）年、75年ほど前のことです。眼内レンズがなかった時代、白内障手術をした患者さんは、ものを見るために、牛乳瓶の底のような分厚いレンズのメガネをかけなければなりませんでした。

眼内レンズの進化にはいろいろなものがありますが、一つには素材の進化が挙げられます。初期型は、ＰＭＭＡ（ポリメチルメタクリレート）という硬いプラスチック製のレンズでした。また当時は、創口を大きく開けて、水晶体の濁りを取り出す方法が主流でした。

その後、超音波による白内障手術が主流になると、水晶体を取り出すために必要な創口はどんどん小さくなっていきました。それに合わせるように、１９９０年代に入ると、フォールダブルレンズ（折りたためる眼内レンズ）が登場します。素材は、柔らかいアクリル樹脂やシリコンが使われており、小さく折りたたんで目に入れることが可能になったのです。創口は大きくなればなるほど、感染症や炎症のリスクが高くなり、乱視が強くなるなどのデメリットが出てきます。レンズと手術機器の進歩のおかげで、手術時の創口はより小さくて済むようになり、手術成績も向上していきました。今では、眼内レンズは、最も小さいもので三つ折りができるまでコンパクトになっています。

実は、過去には問題もありました。眼内レンズは、一度入れたら長期にわたり目に入れ続けるもので、生涯透明である必要があります。しかし、眼内レンズが白濁する「グリスニング」という現象が起きたことがあり、販売後すぐに回収されたレンズもありました。よく見える目になりたくて白内障手術をしたのに、レンズが濁ってしまっては意味がありませんが、眼内レンズはあくまでも製品ですから、こうしたことも起こり得るのです。これらのレンズは厚生労働省認可のレンズでした。国が認可しているから安心できるというのは間違いで、これらのレンズを含め現在のレンズはほぼ海外製です。厚生労働省認可などにとらわれず正しいレンズを選んでいく必要があるということです。

初期型のＰＭＭＡのレンズは、硬くて折り曲げられないものの、絶対に濁らないという利点がありました。今でも眼内レンズの透明度を示す際には、ＰＭＭＡと比較して表現されます。つまり、ＰＭＭＡと〝同等レベル〟なら、品質が良いと評価できます。

20年以上も前、折りたたみ式の眼内レンズがなかった時代に手術をした方は、ＰＭＭＡ素材のレンズしか選べませんでした。その時代は、創口が大きく今のような日帰り手術ではなく、入院が当たり前でした。しかし、執刀医の技術が高ければ非常にキレイな創口で、入れたレンズの劣化も少なく、その後もずっとクリアに見えているはずです。

多焦点眼内レンズは、海外では２００４年頃から使われ始め、日本では２００７年に厚生労働省の認可が下りました。多焦点眼内レンズの登場で、ある意味「老眼」をも治せる時代が到来したのです。なお、機能面では、１９９０年代に乱視を矯正する機能を備えた「トーリック眼内レンズ」が開発され、現在では白内障手術によって、乱視による見えにくさも改善することが可能となっています。

形状・性能・色の進化

眼内レンズは、形状も進化しています。現在の眼内レンズは、光学部と支持部からなり、レンズ部分は円形で、そこから支持部が両脇に伸びています。以前はレンズに別の素材の支持部をつけた「スリーピース」が普及していましたが、今はレンズと支持部が同じ素材の「シングルピース」が主流となっています。大きさは全体が12～13㎜と、非常に小さなものです。

また以前は、表面が球面になっている球面レンズが主流でした。しかし、この形のレンズは球面収差といって光のバラツキが生じてしまいます。レンズ周辺部を通る光が中心に集まらないという状況が生まれてしまうため、夜間や暗いところでの見え方が落ちるという欠点がありました。
それを補正するために、開発されたのが球面ではないレンズ（非球面レンズ）です。非球面レンズは、周辺から入ってきた光も網膜の中心に入るように調整されているため、よりクリアな視界が得られます。夜間の見え方でも、グレア（ギラギラ感）やハロー（光の輪やにじみ）が抑えられています。

最近の眼内レンズの多くは、非球面レンズになっています。ただし、クリアに見えることが必ずしも快適というわけではありません。ＥＤＯＦ（Extended depth of focus）と呼ばれる、焦点が広がって広い範囲が見えるようになるというレンズもあります。

その他の機能としては、レンズの種類によって色を選べる場合があります。白内障は白く濁ると思われがちですが、水晶体は加齢に伴って少しずつ黄色く濁っていきます。ゆっくりと白内障が進行するなかで、患者さんの目は、黄色い水晶体から入ってくる映像に慣れていきます。そのため手術で無色透明なレンズを入れてしまうと、日中はまぶしさを感じやすくなったり、物を見る際に青い色が強く出やすくなったりするといった傾向にありました。

人工的に黄色くした着色の眼内レンズを用いると、より生理的な水晶体に近い状態を作り出すことができ、手術後の視界の違和感が少なくなります。着色レンズは、年齢を重ねてからの見え方に近いレンズといえます。一方で着色によって脳内生活リズムに必要な波長の光がカットされてしまうこともあり、レンズ選びにはやはり医師の経験が必要といえます。

余談になりますが、1990年代に、2枚のレンズで構成され目のなかで屈折率が変わってピントが合うという眼内レンズがアメリカで開発されました。レンズ自体がピントを自在に変えられるというのは、人の水晶体に近く画期的なレンズだったのですが、実際には成績が良くなかったために、次第に採用されなくなっていきました。それ以来、目のなかで自在にピントを合わせられるレンズというものは、まだ出てきていません。

現在の多焦点眼内レンズは、1枚のレンズに異なる焦点が組み込まれており、脳がその像を見分けて物を見るという仕組みになっています。

また、多焦点眼内レンズには、フォーカスを遠方と近方に分ける光学的技術として「屈折型」「回折型」「波面収差型」などがあります。屈折型は、眼内レンズ上で、近方と遠方それぞれにフォーカスを合わせるエリアに分かれる構造をしています。その後発売されたのが回折型というもので、眼内レンズ表面に作られた同心円状の回折構造により、フォーカスを遠方から近方に振り分けます。回折型は瞳孔の大きさに依存しないという特徴があり、加齢や目の疾患等によって瞳孔が小さくなった方でもよく見えるように設計されています。回折型にはさらに、周辺部に遠方のみの屈折領域をもったアポダイズド回折型があります。現在主流となっているのはこの回折型です。また夜間の見え方に異常がない波面収差型のレンズも流行ってきていますが、日本ではこのレンズを扱う医師が少ない状況です。厚生労働省認可の回折型レンズしか扱っていないような医院では選択肢がないため注意が必要です。

多焦点眼内レンズの始まりは遠近2焦点でしたが、今や遠中近の3焦点のもの、遠、遠中、中間、中近、近の5焦点のものなどが開発されています。そのほか、焦点深度拡張型といって、遠方から60㎝まで視力が全体的に合うＥＤＯＦと呼ばれるレンズもあります。

このように眼内レンズは、この20年ぐらいの間に急速に進化を遂げ、多種多様なレンズがそろってきています。

眼内レンズの寿命について

眼内レンズの素材にもよりますが、その寿命は、人間の寿命よりも長いと考えられています。よほどのことがない限り、一生もつと考えられます。眼内レンズを止むを得ず取り出すことがあるとすれば、度数や見え方が合わなくて不具合が生じている場合や、眼内レンズがずれてしまったときなどになります。しかし摘出するには大きな技量が必要であり、状況によっては硝子体手術の技量も必要になります。また眼内レンズを挿入した医院と不具合が生じて硝子体手術が必要になった場合の医院が別になると、眼内レンズを挿入したときの状況や切開創の作り方、使用しているレンズのメーカーや度数などさまざまな情報が共有されていません。こういった観点からも手術をする医師を選ぶということがとても重要であると考えます。

眼内レンズの費用について

単焦点眼内レンズを選んだ場合には、手術料、検査代、薬代、レンズ代などの費用はすべて保険診療で行うことができます。自由診療で行う多焦点眼内レンズは、手術料、検査代、薬代、レンズ代などの全額が自費となります。

また、単焦点、多焦点両方に、乱視矯正用のトーリック眼内レンズがあります。単焦点のトーリック眼内レンズは健康保険を適用してよいことになっていますので、通常の白内障手術の費用で手術を受けることができます。しかし、患者さんが支払う医療費は乱視用であるかどうかにかかわらず一定のため、乱視矯正レンズを使用すると医院の収益が1万円ほど減ることになります。このため乱視矯正レンズを使用してもらえないことも多くあり、乱視矯正レンズを使用している医院は経営よりも患者さんの結果を重視しているともいえます。とはいえ最終的には乱視矯正レンズが必要かどうかは、医師が判断することになります。

2020年4月より、多焦点眼内レンズを使用する白内障手術は、厚生労働省が定める選定療養の対象となりました。これに伴い、多焦点白内障手術は、厚生労働省が認める先進医療から外されました（患者が任意の生命保険や医療保険で先進医療特約を契約していても、先進医療の治療費は支給されません。すべてが自由診療となります）。

選定療養とは、追加費用を負担することで、保険適用の治療と保険適用外の治療を併せて受けることができる制度です。分かりやすく説明すると、多焦点眼内レンズ費用のみ自己負担で、手術・検査・薬などは保険診療でまかなえるシステムです。

ただ、手放しで喜べない部分もあります。選定療養では、最先端の白内障手術機器が使えない、国内未承認の高性能な多焦点眼内レンズは選べない、合併症が生じたときにレンズの交換を保険診療で行えないなどの制限があります。また、選定療養を採用している施設とそうでない施設があります。

日本国内で選定療養に使用できる眼内レンズは、厚生労働省の薬事承認を得なければなりません。薬事承認を得るにはメーカー側に莫大な費用と時間がかかります。各メーカーともに、薬事承認を行うメリットがないために、現状、国内未承認の高性能な多焦点眼内レンズが数多く存在します。そのため、多焦点眼内レンズの多くは自由診療となっています。

多焦点眼内レンズのメリットとデメリット

今後もさまざまな多焦点眼内レンズが登場してくると考えられます。現時点での多焦点眼内レンズのメリットとデメリットを整理しておきます。

●メリット

・近距離、中距離、遠距離の広い範囲に対応しているため、ピントの合う範囲が広くなる。

・メガネを使う頻度・時間が減る。事実上、老眼を治せる可能性がある。

●デメリット

・ハロー・グレアが起きる製品がある

ハローとは、夜間に車のライトや街灯などを見たときに光がにじむ現象です。グレアとは、夜間にそれらの光がぎらついてまぶしく感じる現象のことをいいます。夜間に運転する機会が多い方は、医師にその旨を伝え、ハロー・グレアが出にくいレンズを提示してもらってください。製品によってはハロー・グレアが出にくいものも多数出ています。ただ日本ではほとんどの医師がそのようなレンズを扱った経験がなく、医師がそのようなものはないと断言してしまう場合もあるので注意が必要です。

・見え方に慣れるのに時間がかかる場合がある

多焦点眼内レンズは、1枚のレンズのなかに、近方用と遠方用などのいくつかの焦点のレンズが組み込まれています。実際には、複数の像（ピントが合っている像と、合っていない像）が網膜に映っていることになり、それを脳が自動的に選別してものを見ています。患者さんがその状態に慣れるまでには、違和感を覚えることがあります。

多焦点眼内レンズに向いている人は？

多焦点眼内レンズが向いている人は、その特徴からいって、やはり「裸眼で過ごしたい」方になるでしょう。つまり、ほとんどの方がその対象になると考えられます。

現在は、スマートフォンやパソコンが手放せない情報化社会です。メガネなしで「手元の文字がよく見える」ということは、日常生活がより快適に便利になることを意味します。日本人の寿命は延びています。できるだけ長く自立して生活していくうえでも、視機能の確保は不可欠です。

その昔、単焦点眼内レンズしか選べなかった時代には、「モノビジョン法」という方法で、〝メガネ問題〟に対応してきました。単焦点眼内レンズを入れる場合に、左右で度数差をつけて片目ずつレンズを入れる方法です。片眼は遠くに、もう片眼は近くが見えるようにすることで見える範囲を広げるのです。この場合の費用ですが、単焦点眼内レンズは保険適用ですので、大きく変わりません。

ただ、誰にでも適応するということではありません。モノビジョン法では、立体感が出にくくなり、見え方に不具合を感じる方もいます。適応は、もともと左右の視力差があって、モノビジョンでの見え方に慣れている方などに限られます。またあまり大きな左右差はつけられないため手元の視力はあまり良くなりません。

現在では多焦点眼内レンズがあり、豊富な製品から自分に合うものを選べます。眼内レンズを選ぶ際には、費用面だけでなく、長い人生をどう過ごしていきたいかという視点で、後悔しないように選ぶべきです。

注意していただきたいのは、多焦点眼内レンズをインターネットで調べると少なからず悪い情報が出てくることです。非常にまれですが多焦点眼内レンズが合わない方がいるのも事実で、そういった方にはやり直しを行って相性が合うレンズに入れ替えます。しかしながら入れ替えもできないケースが多く、入れたら入れっぱなしのためそういった方が声を大きく上げて不満を訴えています。しかしほとんどのケースは患者さんにレンズが合わないのではなく、未成熟な技術によってきれいではない手術を受けたことによりレンズの性能が発揮されていないにもかかわらず、患者さんのせいにされているのです。

しかしそんなに合わない人がいるものであるなら、世界で流行ることはありません。また、世界には医師の技術を支えるレーザー白内障手術装置も多く普及していますが、日本ではほぼありません。高い技術力があれば別ですが、いわば手術を行う環境が整っていないに等しいといえます。だからこそ医院選びは重要です。

さらに残念なことに、自分に入れるのであれば単焦点眼内レンズがよいという医師がいるということです。その多くは多焦点眼内レンズの経験がないまたは技術がないゆえに単焦点眼内レンズを正当化したいとか、患者さんが裸眼で見えるようになりコンタクトレンズやメガネを必要とする人が減り、処方箋などで眼科受診をする患者数が減っては困るなど、さまざまな理由が考えられます。もちろん正しい見解に基づいて話す医師もいないわけではなく、医師それぞれ意見が違うことは否定しませんが、経験がない医師による意見には慎重になる必要があります。

多焦点眼内レンズは技術がなければ成績は出ないので、僕は多焦点眼内レンズを絶対すすめます。身内にも挿入してきています。また僕と交流がある医師はみんな多焦点眼内レンズの良さを知っており、患者さんに紹介しています。正しい見解の医師に出会えるかどうかですべてが決まります。また、これまで多焦点眼内レンズは、次のような人には向かないとされていましたが、眼内レンズの性能はどんどん進化しており、問題の多くは解決することができるようになりました。

●白内障以外の眼疾患がある

瞳孔径が小さい方や、黄斑疾患があるケース、緑内障が進行しているケースなどでは、多焦点眼内レンズを選ぶと不具合が起こる場合があるといわれてきました。しかし、瞳孔が小さくても、中心の視野があれば性能が出せる多焦点眼内レンズも存在します。また緑内障や黄斑疾患にも対応する多焦点眼内レンズもありますが、同時に治療できる医師でなければ扱うことはありません。

●夜間の運転を頻繁に行う

夜間運転をする方には、ハロー・グレア・スターバースト（夜間にライトなどに光の筋が入って見える現象）が起こりにくいか、もしくはほとんどないレンズを選ぶことで対処できます。ただし、こういったレンズを入れる手術は経験豊富な医師でなければ行えませんし、保険併用の選定療養の対象ではありませんので、海外に患者さんのデータを送付してやり取りし、オーダーを行える医師に限ります。

●繊細な性格の方

多焦点眼内レンズは、繊細な性格の人には向かないともいわれてきました。その理由は、多焦点眼内レンズは費用が高額であるため、見え方への期待がどうしても高くなるからです。想像よりも見え方が悪かった場合、完璧さを求める方や細部にまでこだわる方は、不満を感じやすいというわけです。

この問題を解決するには、向く・向かないという問題というよりも、患者さんの納得感、さらには手術を受けるタイミングも重要になります。白内障がある程度進んでいる場合には、多焦点眼内レンズに入れ替えると術前よりもよく見えるようになります。かつメガネをかける機会が減るために、メリットを感じやすいのです。

まだ水晶体に調節力があるうちは、高性能の多焦点眼内レンズとはいえ、自前の水晶体にはかないません。白内障がほとんどなく、自覚症状もないのに、老眼を治したいから白内障手術を受けたいという場合には、期待外れとなる可能性が高くなります。

白内障手術は、あくまで白内障を治すことが主目的であり、老眼や近視を治す効果は副次的なものととらえておくとストレスが少ないように思います。「少しでも裸眼の目に近づけたいから、多焦点眼内レンズを選ぶ」という選択です。しかし、繊細な患者さんが、特に難しいとは思いません。繊細な方であれば、逆により理解を深めていただけるし、より良い手術を行ってあげれば満足度も人一倍大きいものです。患者さんの繊細さを上回る知識と技量をもって執刀できるよう、医師の努力が必要なのです。医師が眼内レンズのメリット・デメリットをきちんと説明することができ、高い技術力で眼内レンズの性能を最大限引き出すことができれば繊細な患者さんほど納得され、喜んでくれます。

患者さんのライフスタイルや価値観は一人ひとり違いますから、レンズのマッチングは簡単ではありません。ある意味、面倒な作業ですが、諦めずに付き合ってくれる医師に出会うことが、実は最も大切なことかもしれません。これまで適さないと言われてきた目の方でも解決できる場合があるのです。

不具合は、多くの場合防ぐことができる

多焦点白内障手術は、高い機能をもっているがゆえに、すべてのプロセスにおいて正確さが求められます。目の形や状態に異常があると、機能が十分に発揮されない場合があります。不具合を防ぐ鍵は、十分な適応検査、医師による十分な術前説明、適切なレンズのマッチング、正確な眼内レンズの度数選択と高い手術技術ということになります。どれも軽視できないものばかりです。こうした理由から、患者さんがとりあえず近くの施設を受診し、すべてお任せで白内障手術を受けるということは非常にもったいないことです。執

刀医と眼内レンズは、慎重に選ぶべきです。

高性能なレンズの性能を活かすには、術中のレンズの取り扱いにも神経を使います。レンズに微生物などバイオフィルムが付着すれば、後々視界の曇りなど不具合につながってしまうからです。僕の手術では、目に入れるまでの間に触る範囲は最小限にします。一生目に残るものですから、扱いには細心の注意を払い、レンズに傷をつけない・汚染しないように扱うことが大切です。保険は利きませんが、すでに挿入機に装填されていて眼内に入れるまで触りたくても触れない高性能のレンズさえあります。

また、手術中には、水晶体嚢の前面を約５～６㎜の大きさで丸く切開し、くり抜きます。これをＣＣＣといい、レンズの性能をきちんと出すには、ＣＣＣを美しく正確に行うことが求められます。そのため安定した手術成績を残すレーザー白内障手術を行える機器を導入している施設もあります。性能は抜群ですが非常に高価な機器のため先進的なクリニックでなければ導入されていません。ただ、レーザーだけの技術では難しい目の手術はこなせません。またレーザー装置であっても使用方法に大きな差があります。そういった観点から高い執刀技術をもった医師を選ぶことは、とても重要です。

正確な手術をするには、術前の検査と眼内レンズの度数決定も重要な鍵になります。検査では、角膜や瞳の大きさ、目の疾患がないかどうか、黄斑の状態、緑内障の有無などを調べます。なかでも重要なのが、角膜曲率半径（角膜屈折力）と眼軸長を計測し、予測式に入れて眼内レンズの度数を決める作業です。裸眼でよく見える目を実現するには、正確な度数合わせと屈折の調整が不可欠です。そのためいかに最先端の検査機器を取り入れているかが重要になります。20年前の機器でも最先端の機器でも医療費は変わりませんが結果には雲泥の差があります。だからこそ患者さんは医院を選ぶ必要があるのです。

手術の際には「パーソナルA定数（個別A定数）」というものを用いて、度数を合わせていきます。このパーソナルA定数は、レンズのブランドによって入力する度数が変わります。近眼の人やレーシックをしている人はズレが起こりやすいため、メーカーごとにズレを補正するデータをもっているわけです。それでも、ズレは起きてしまうのが現状です。

この場合、一人のドクターの技術が高いと手術にムラが少ない、つまりズレが少なくなります。また一人の医師による執刀件数が多ければ多いほどパーソナルA定数は安定しますので、一人の医師が多くの手術を行っている医院を選ぶことが重要です。また手術は両眼同時に行う施設もありますが、僕はまったく推奨しません。片目ずつ手術をするという方法をとっています。最初に取り掛かったほうの眼を1m先に焦点を合わせようとしたが実際には０・８m程度になったという場合、もう片方の眼の焦点を、その人固有のズレを想定して調整するということが可能になるからです。このように手術を2回に分けるだけで、見え方の成績が一段階上がる可能性があります。多焦点白内障手術の経験が豊富なドクターに任せると安心なのは、こうしたさまざまな方法で、「裸眼で見えるようにすること」にこだわっているからです。高性能なレンズを扱うからこそ、度数のズレをいかに少なくするかということにこだわり続けます。

※多焦点眼内レンズのうち、国内で流通していない海外のプレミアムレンズは、オーダーメイドになりますので、両眼のレンズを同時に発注し、片眼ずつ手術を行います。心配性の方に関しては片方の目を発注し、良くなったのを確認してから発注する方法もとることができます。

後悔しない多焦点眼内レンズ選び

最新の多焦点眼内レンズは、非常に高性能なレンズがそろっています。それでも、やはり慎重にレンズを選ぶことをおすすめします。白内障手術で、一度入れた眼内レンズは、基本的に一生入れておくものです。言い換えれば、術後はずっと「新しい目で生きていく」ことになるからです。

見え方は千差万別ですし、最終的に選択するのは患者さんご自身です。大切なことは「ご自身が何のために手術をするのか」、また「どのような見え方になりたいか」ということに尽きるでしょう。これまでどう生きてきたかという点がとても重要です。多焦点眼内レンズは入れてみなければ結果は分かりません。そして入れた人にしかその良さは分かりません。僕の場合はメガネなしで過ごすことに興味があり費用が許すのであれば多焦点眼内レンズを挿入することを強くすすめています。

実はこれには理由があります。それは、僕は多焦点眼内レンズを入れ替えることができるからです。一般的に、一度入れたレンズは一生入れておくものといわれています。多焦点眼内レンズは医師の手術技量の未熟さやレンズの選択ミスで一定数合わない患者さんが生じています。そういった方のなかには、しばらくしたら慣れるなど医師に押し切られて泣き寝入りの状況になっている方も多くいますが、私は眼内レンズを入れ替える技術を持っています。白内障手術のやり直しの依頼もそういった事情から行っているものです。この入れ替えができることが多焦点眼内レンズを入れるうえでの絶対的な安心感につながり、最良の結果をもたらすのです。

後悔しない多焦点眼内レンズ選びのポイントは、次の３つに集約されます。

①普段のライフスタイルをベースに選ぶ

白内障手術を行うにあたり、見え方のご希望を聞いていくと、患者さんの要望というのは実にさまざまです。いくつか例を挙げると、

・近々運転免許証の更新がある。運転するとき遠くの景色をよく見えるようにしたい

・家で過ごすことが多いので、テレビを見たり、炊事をしたりするときにメガネをかけないで過ごしたい
・仕事でパソコンを使うので、そのときメガネを使わずにいられたら楽なんだけど
・毎日、新聞を読むのが日課なので、メガネをかけずに読めないだろうか
・近視で悩んできたので、一生に一度でいいから、裸眼で遠くを見たい
・毎週末はゴルフを楽しんでいる。メガネなしでプレーしたい

このような患者さんごとの希望によって、候補となる眼内レンズの種類や度数は変わってきます。このすべてを叶えることは、現状では難しい場合もあるので、優先順位をつけることもあります。まずは「普段、どのような過ごし方をしているか」「1日で多くの時間を費やすのはどのようなことか」を念頭に検討を重ねます。

近視で長年コンタクトやメガネのお世話になってきた方では、遠方を裸眼で見たいという憧れをもっている方が少なくありません。なかには、目が良い＝視力1・5以上と信じている患者さんもいて、「1・5以上の視力が出ないと困る」と、視力だけにこだわり続

ける方もいます。しかし、現代のパソコンやスマートフォン等の近くのものを見ることが多い生活では、必ずしも遠くが見えることがいい、とは限りません。視力が良すぎると、かえって目が疲れたりすることもあります。室内で過ごすことが多い方やデスクワークの方では、多くの場合数十㎝から3、4mの範囲内でものを見ている時間が多くなりますので、視力の感覚でいうと0・8ぐらいでちょうどいいこともあります。度数選びにおいては、「日常生活を快適に過ごすために」という視点が、非常に重要です。しかしながら自由診療の多焦点眼内レンズを使用する場合は費用もかかりますので、やはり遠方視力を出すような設定やレンズ選びをすることが多いのも事実です。

② 白内障手術の経験豊富な医師に出会う

医師は、患者さんの希望を汲んで、複数の眼内レンズを提示しながら、「このレンズならこのような見え方になりますよ」と提案をします。ですから、できるだけご自身の想いや希望をあらかじめ整理しておくとよいです。快適な見え方は、患者さんご自身がいちばんよく分かっているはずです。

ただし注意点があります。そもそもその施設で扱っているレンズが少ない場合には、比較検討もできません。どのようなレンズを扱っているかは、施設のＷＥＢサイトなどであらかじめ情報を得ておくとよいです。加えて、医師がレンズについて適切なアドバイスができるかどうかは重要なポイントです。医師の経験、執刀数、屈折矯正に知識があるか、日々研鑽を積んでいるかといった要素は、眼内レンズ選びにも影響します。

とても重要なので強調しますが、両眼手術を同時に行う場合は注意が必要です。僕はどんなに面倒で手間がかかるとしても片方ずつの手術をすすめています。両眼同時に行う病院が悪いということではありません。両眼同時に行うことは患者さんにとっては一度の手術で済み負担が軽いというメリットはあります。しかしながらメリットはそれだけです。人の眼は計算どおりにはいかないことがほとんどです。仮に計算どおりの視力にならなかった場合、人によってずれ方が違うものですが、不思議なことに同じ人であれば左右の眼で同じようにずれるものです。したがって右目で２にしたかった数値が１・９になったのであれば左目もそうなることが多いので、それを予測して手術を行うことで最大限良い結果を出すことができます。また最初に手術を行った側の見え方がもともとの眼の見え方と違った場合にも、もう片方の眼の度数を調整して両眼のバランスをとることができます。また万が一、最初に入れた眼内レンズが合わない場合、やり直しを行うこともありますが、両方挿入してしまったら両方やり直しをしなくてはならないということになります。すなわち、左右の手術の日を別々にするだけで患者さんにとってのメリットが大きくなるということです。こういった点から僕はよほど患者さんからの希望がない限り、片方ずつの手術をすすめています。

③費用だけで決めない

海外のプレミアムレンズなど、豊富な種類から選ぼうとすると自由診療となり、保険診療と比べると費用は高額になります。かといって費用だけで希望を諦めてしまうと、あとで「やはり見え方に不満が残る」ということにもなりかねません。一生ものの目を手に入れるのですから、仕事や趣味、これからやりたいことなども踏まえて、じっくりと検討すべきです。多焦点眼内レンズを使用しなかった場合にメガネやコンタクトレンズにかかる費用を考えると、むしろ安価であると感じることもできると思います。

また同じレンズでも費用が医院によって大きく異なる場合があります。医師が利益重視で、選定療養対象のレンズを使って保険の場合と同等の検査や手技しか行わないのに、自由診療で法外な金額を請求しているぼったくりのような眼科も見受けられます。

しかしまともなクリニック同士で比較検討した場合でも費用の差はあり、この費用の差はどこからきているのかを考えることも必要です。医師の技術料の差は当然として、例えば検査機器の差、手術機器の差、行う検査料の差、場所代など、何より眼内レンズの質というものが重要です。

眼内レンズには、食品と同じで賞味期限ならぬ使用期限が設けられています。数年あるものが多いですが、既製品であれば使用期限ぎりぎりのものもあります。メーカーは、使用期限ぎりぎりのものは使用しない場合廃棄するしかないので破格の金額で売ることもあります。品質には問題ないといわれていますが私は気にしています。自費のレンズであっても、以前に作成されて使用されずに残っていた同じ度数のものと、カスタムで新規作成するものは費用が異なります。医師とメーカーの意思疎通ができている場合、オーダーメイドでは完全に新品のレンズが届きます。海外から甘く見られているような医師では、残りの使用期限の短いレンズが送られてくることもあります。費用の差には理由があり、安易に安いからといって決めない勇気も必要です。

スゴ腕サージャンが選ぶ多焦点眼内レンズ

多焦点眼内レンズには、読書に適したレンズ、夜間の運転に適したレンズなど、それぞれに焦点距離のバリエーションや個性があります。国内に代理店があり流通している製品は性能面のことはさておき既製品から自分のデータに近いものを使用するのですぐに入手可能です。逆に輸入品はオーダーメイドで患者さんのデータから作成して取り寄せとなり、一カ月以上の納期がかかる場合もあります。

また、多焦点眼内レンズはすべての費用が自由診療となります。一つ注意していただきたいのは、国内で流通している（厚労省が認可している）レンズが良いとは限らないということです。厚労省が認可していても濁ったため回収に至ったレンズや、国内にメーカーが存在していても不具合のときの補償がなかったことなど、問題がある場合があります。

世界で使用されている輸入品のレンズと国内で流通しているレンズでは市場が異なります。海外で使用されていて日本でだけまだ認可が下りていない（そもそも日本を相手にせず日本では申請していない）高性能のレンズと、厚労省の認可を得たレンズとを比較すること自体が間違っています。輸入品の眼内レンズは時差もあり発注のやり取りも母国語ではなく、医師免許の提示から税関を通すことまで、正直にいって面倒で大変なことばかりですが、それでも性能が良いのでこだわって使用しています。日本に在庫がある厚労省認可レンズは使用がとにかく楽ですが、あたかも厚労省認可レンズが優れているのでそれのみを使用するかのような主張は注意が必要です。最後に決めるのは患者さんなので、患者さんには広い視野を持って多焦点眼内レンズを選択してほしいと思います。

●インテンシティ：5焦点・回折型（焦点距離は40㎝、60㎝、80㎝、１３３㎝、∞）

遠方、遠中、中間、中近、近方の５つの焦点にピントを調節できる、現在最強と考えられている新世代の多焦点眼内レンズです。日常のあらゆるシーンでの活動をカバーできるレンズであり、また、光エネルギーのロスを６・５％と最小限に抑えることができるうえ、さらに瞳孔の大きさに応じて最適な光配分ができるように作られています。レンズの構造上、グレアやハローもたいへん少なく抑えられています。難点は、構造が複雑なあまり医師のレンズに対する理解が追い付かず導入できないことや、手術で扱うこと自体が難しく多くの使用経験がなければできない点です。私はこのレンズを日本でいちばん多く使用したということ（世界では少ないほうですが）で表彰を受けています。実際使用してみると厚労省認可レンズに比べてより広い範囲を裸眼で見ることができています。

●エボルブ：焦点深度拡張型（焦点距離は50㎝〜∞まで連続的）

ハローやグレアがまったくない多焦点眼内レンズで、高度の近視から乱視までオーダーメイドで作成できます。日本で使用できる医師はほんの一部ですが、遠方から中間そして近方まで連続的に見えるレンズです。5焦点レンズほど近方が見えるわけではないがハローやグレアがない分、とても満足度が高く、現時点ではインテンシティと並び最高峰の成績を残しているレンズです。使用している印象としてはメーカー発表のスペックの50㎝よりも手元まで見える方が多くいるレンズです。

●ミニウェル・レディー：累進焦点（焦点距離は50㎝〜∞）

遠方から中間距離（70〜80㎝まで）で連続してクリアな視力を得ることができますが、近方に若干弱みがあります。しかし、多焦点眼内レンズの弱点であるコントラスト感度の低下やグレア、ハローといった夜間の見えづらさが、このレンズではまったくありません。スポーツを楽しむ方や夜間に長時間運転される方、もともと老眼鏡を使うことには慣れているが手元以外は最高にクリアな見え方を希望するという方にはおすすめです。また優位眼（利き目）にミニウェル・レディー、非優位眼には兄弟レンズであるミニウェル・プロクサ（遠方と近方に強い）というレンズを挿入するフュージョンビジョンという方法でハローやグレアがなく広い視界をクリアに見える機能を獲得することもできます。

●アクリバトリノバ　プロC：3焦点・正弦波・回折型（焦点距離は40㎝、80㎝、∞）

もともと販売されていた3焦点レンズのアクリバトリノバは正弦波のエッジのない回折格子により遠方、中間、近方の見え方がよりスムーズに感じるように設計されていましたが、近方視力がやや弱いという欠点がありました。このレンズになり、より良好な近方視力を獲得できるようになりました。

●アルサフィット：3焦点・回折型（焦点距離は35㎝、70㎝、∞）

遠方、中間（70㎝）、近方（35㎝）の3焦点をもつ回折型レンズです。レンズの中心から外周に向かって溝を高く設計しているため、瞳孔の大きさに関係なく、近方へ光を集めやすいという特長があります。そのため、照明の条件に関係なく、暗所や薄暮時にも中間距離から近方への焦点が合わせやすいレンズです。また光透過率は91・4％と非常に高く、すべての距離で高いコントラスト感度が得られます。近方の焦点が35㎝に入っているため近方作業に強いことが特長です。さらに乱視を矯正できるトーリックレンズも用意されており、読書など細かい近方をよく見る方にも適したレンズです。

●エノーバアドバンスド：EDOF

ドイツのVSY社で製作されている焦点深度拡張型のレンズです。同社はアクリバトリノバも製造していますが、このレンズは回折構造ではないためハローグレアがとても少なく、クラレオンビビティを意識して販売されており、クラレオンビビティとほぼ同様の内容で全体的に性能を向上させたレンズです。残念ながら選定療養対象のレンズではないためクラレオンビビティに比べ性能が良い分高額になります。

●ファインビジョントリウム：3焦点・EDOF（焦点距離は40㎝～∞）

パソコン作業や夜間運転の機会が時々ある方、近距離はさほど重視はしていないという方に向いているレンズです。眼内レンズが目のなかで時間が経って濁ることをグリスニングといいますが、Ｇ－ＦＲＥＥテクノロジー（グリスニングしない）という独自の製造工程で長期的に透明な視界を提供するとともに後発白内障も抑制する技術が搭載されています（２０１０年に特許）。またダブルＣループデザインにより、目のなかで回転することなく長期に安定する構造になっています。

●プレシジョン：屈折型・累進焦点・CTF（焦点距離は50㎝～∞）

瞳孔の影響を受けにくいオールラウンドのレンズです。フラットなレンズデザインによって、見え方が瞳孔の大きさに左右されにくくなっています。それによりスムーズにすべての距離に焦点を合わせやすく、さまざまに照明条件が変わっても、手術後に発生しやすいハローやグレアといった異常も抑えることができるのが特長です。遠方から近方のすべての距離でクリアな視界が得られるように、焦点深度も強化されています。これにより中間距離の焦点が極端に落ち込むこともなくなり、どの距離でもスムーズに連続して見ることができます。

●レンティスエムプラスＸ：２焦点・分節屈折型（焦点距離は40㎝、∞）

上半分が遠方で下半分が近方という、遠近両用メガネのような構造をしています。遠方部分と近方部分の境目がないので、遠方視から近方視へとスムーズにつながって見えます。さらに光のロスが少なくコントラスト感度が高いため、グレアやハローが出にくいのも特長です。ただし、ごくまれにですがワキシービジョン（なんとなく視界がすっきりしない、ワックスがかかったような見え方）を感じる方がいます。また構造上ゴーストといって像が二つ見える場合もあります。

このレンズは12Ｄという非常に強力な乱視でも同時に矯正できるレンズを注文することも可能で、矯正度数も０・０１Ｄきざみと細かい単位で作成されます。想定したレンズの効果と実際の見え方の差が最も少ないレンズの一つです。特に乱視が強い方にはおすすめできます。患者さんにマッチするととても良いのですが、ある程度の頻度で不具合が出るので注意が必要です。

●レイワントリフォーカル：３焦点・回折型（焦点距離は37・5㎝、75㎝、∞）

遠方、中間距離、近方の3焦点レンズです。独自のレンズ設計で、照明条件にかかわらず優れたコントラスト感度が得られ、瞳孔の大きさにも視力が影響されにくいのが特長です。さらに、近距離の焦点を、日本人の読書時明視距離とされる30㎝に合わせることができるのは、このレイワンとファインビジョンだけです。

また、光の損失が11％と非常に少ないのも特長で、これによって距離に影響されないため遠方視力も非常に優秀です。一方でコントラスト感度が高いため、若干ハローやグレアが起きやすいといわれています。夜間の運転が多い方には不向きなレンズです。

●テクニスシナジー：連続焦点・回折型（焦点距離は33㎝～∞）

ジョンソン・エンド・ジョンソン ビジョンが販売。「テクニスマルチフォーカル」と「テクニスシンフォニー」の双方のメリットを取り入れつつ、デメリットを最小限に抑えた2焦点＋ＥＤＯＦのレンズです。色むらを補正してくっきり見えるような構造をしています。選定療養で使用できるレンズであり費用を安く抑えることができます。厚生労働省認可のレンズの中では近方視力が強いほうですが、夜間に光の周りに特徴的なハローやグレアが生じるため、もともと近眼で手元を重視されるが夜間にあまり運転をしないという方で費用を抑えたいという方におすすめです。日本に正規取り扱い店があるため、すみやかに手術を行えるのが長所です。

●クラレオンパンオプティクス：3焦点・回折型（焦点距離は40㎝、60㎝、遠方）

遠方から近方までの幅広い距離をシームレスにカバーしているのが特長。これまでアルコン社製のＲｅＳＴＯＲレンズで不得意とされていた、薄暗い場所での中間距離や近方距離の作業への適性も大幅に改善されています。さらに同社製レンズの特長である非球面レンズによるボケの低減、薄黄色に着色することによる網膜保護機能はそのまま受け継いでいます。また、グレアやハローを抑える努力がなされています。選定療養対象のテクニスシナジーに比べて近方視力はやや弱い分、夜間や遠方視力が強いという利点があります。国内で流通しているため納期が短いのも特長で、手術を翌日にでも受けたい方に向いています。

●クラレオンビビティ：ＥＤＯＦ

ＥＤＯＦレンズという光量のロスがほとんどない構造設計のため、単焦点眼内レンズと同等の高いコントラスト感度が得られ、ハロー・グレアなどの異常光視症が大幅に削減され、遠方から中間距離はもちろん、実用的な近方距離まで良好な視力が期待できます。選定療養の対象です。

40〜50㎝の近方の見え方は少し弱いため、メガネが必要になります。

使用感としてはミニウェルには劣りますが保険と併用できるため費用を安く抑えることができます。現時点では乱視の設定がありません。

●ファインビジョン：3焦点・アポダイズド回折型（焦点距離は40㎝〜∞）

多焦点眼内レンズが登場した初期から存在するクラシカルな3焦点レンズです。遠方と近方だけでなく中間距離もしっかりと見えるため、パソコン作業など活用できるシーンが多方面にわたり、メガネを使用しなければならないケースが最も少ないタイプの眼内レンズの一つです。アポダイズド回折型の特長としてグレアやハローも最低限に抑えられています。さらにブルーライトと紫外線をカットする着色レンズです。選定療養の対象となるレンズですが、印象としてはテクニスシナジーとクラレオンパンオプティクスを足して二で割ったような感じです。現時点では乱視の対応がない部分が問題点といえます。

●レストア：2焦点・回折型（近視の焦点距離は30㎝、40㎝、50㎝の3タイプ）

遠くと近くに焦点が合うように設計されているレンズです。グレアやハローが抑えられ、また、今まで多焦点眼内レンズが最も不得意としていた50㎝から70㎝程度の中距離の見え方も大きく改善されています。

非球面の構造によって、ボケが低減されることと、薄い黄色の着色による網膜保護効果が期待できるのも特長ですが、一方で薄暗いところで近方視力がやや不良になる薄暮視が起こったり、また色彩の微妙な違いを識別しにくくなるコントラスト感度の低下などが起こったりする可能性があるため、夜間に車を運転される方やデザインや印刷など色彩を扱う専門家の方には不向きといえます。強い角膜乱視のある方にも不向きな部分があります。

全体としては、角膜乱視が少なく、新聞や読書、細かい作業などをされる方、料理や手芸などをされる方など近方視力を重視する生活パターンの患者さんに向いています。最近では、角膜乱視を同時に矯正できる多焦点トーリックレンズも開発されました。これによって、これまで適用外とされていた強い角膜乱視の方にもこのレンズがご使用いただけます。選定療養対象のレンズですが、クラレオンパンオプティクスが登場してからは使用頻度が減りました。

●テクニスマルチフォーカル：2焦点・回折型（近視の焦点距離は33㎝、42㎝、50㎝）

遠方と近方に焦点が合うように設計されています。「アクリソフレストアレンズ」と同様、国内では最も選択されることの多い多焦点眼内レンズの一つです。着色レンズですが極めて透明に近いため、他社製の同様のレンズよりコントラスト感度の低下が少ないとの評価があります。

また、近方視力の調整段階がきめ細かく用意されており、33㎝、42㎝、50㎝から選択が可能で、ご自分の生活パターン（本や新聞を読む、パソコンのディスプレイ作業が多いなど）に合わせた選択ができるのも特長の一つです。選定療養の対象のレンズです。特に33㎝に合わせられるレンズは非常に少なく、近方視力をとても重視する方に向いています。

●テクニスシンフォニー：エシュレット回折型・EDOF（近視の焦点距離は50㎝）

焦点深度を拡張させる独自のエシュレット回折デザインを用いることで、従来の回折型に比べ、色収差を低く抑えることができるのが特長です。遠方から中間距離までの見え方が自然で、コントラスト感度の低下が少なく、ハロー・グレアを軽減できるため、パソコン作業頻度の高い方や夜間に車を運転することが多い方などに最適なレンズとなっています。その代わり近方視がやや弱いため、読書などが多い方には、メガネが必要なケースもあります。選定療養対象のレンズですが、テクニスシナジーが登場してからは使用頻度が減りました。

●アクティブフォーカス：アポダイズド回折型（近視の焦点距離は50㎝）

単焦点眼内レンズのようにハローやグレアがなくコントラスト感度も高い2焦点レンズです。夜間の運転が多い方、アクティブにスポーツなどを楽しむ方などに最適な視力が得られます。一方で、近方の焦点はやや弱い部分があり、読書や新聞などではメガネが必要になることもあります。なお、乱視矯正用のレンズも用意されており、白内障の手術と同時に乱視や老眼の矯正効果が期待できます。このレンズも国内で流通しています。ゴルフが好きな方で、受診後すぐに手術を受けたい方にも向いています。選定療養対象のレンズですが、クラレオンビビティが登場してからは使用頻度が減りました。

第4章

難しい手術も断らない！スゴ腕サージャンの成功例11

多焦点眼内レンズ体験談

白内障は、高齢者の疾患というイメージが強いものの、若年層でも発症することがあります。また多くの方が、歳をとれば白内障が進行し手術が必要になります。そうなったときに慌てないように、備えておくと安心です。

皆さんに伝えたいことは、白内障手術を軽視しないでほしいということ、そして、執刀医を選んでほしいということです。目に何らかの異常があったり、ほかの病気が影響して、手術を断られたケースでも、確かな技術をもった医師なら手術が可能な場合もあります。

まず、多焦点眼内レンズを選択した方の体験談をご紹介します。多焦点眼内レンズは、単に白内障を治すだけでなく、近視や遠視、乱視などの屈折異常も治すことができ、また、老眼を事実上解消することも可能です。診察では、患者さんがどのような目になりたいか、どのような生活をしているかということを、医師が詳しくうかがいながら、最適と思われる眼内レンズを一緒に選んでいきます。患者さんの目の状態によっては、選択できる眼内レンズが限られてしまうケースもあります。その際にも、単焦点眼内レンズを片目ずつ度数を変えて入れるモノビジョン方式など、さまざまな対処方法があります。

《ケース① 多焦点眼内レンズ手術》

音楽家・ピアニストのAさん（女性・50代）

50歳に差し掛かった頃、急に視力が悪くなったように感じて、眼科で診てもらうと白内障と診断されました。

私は音楽家で、ピアノ教室の講師もしています。そのため、楽譜や生徒が演奏するときに鍵盤が見えないと、仕事に支障が出てしまいます。演奏会に出演する機会も多く、メガネはできるだけかけたくありませんでした。中原先生に相談したところ、白内障手術には多焦点眼内レンズ手術というものがある、と教えていただきました。裸眼で遠くも近くも両方見えるようになるとのことで、すぐに手術を決めました。

私の場合、楽譜も鍵盤も、また観客席まで裸眼で見えるようになることが条件でした。中原先生がすすめてくださったのは、「インテンシティ」という多焦点眼内レンズでした。眼内レンズは一度入れたら、ほとんどの人は一生使い続けるそうです。自分に合うだろうか……。最初は不安も感じましたが、仕事を続けていくには手術をするしかありません。中原先生は、こちらが納得するまで、目の仕組みやレンズのことを、時間をかけて丁寧に説明してくださいました。私の希望もじっくり聞いてくださったので、手術の日には信頼してお任せすることができました。手術自体は、痛みもなくあっという間に終わりました。

術後は、以前よりクリアに見えるようになり快適です。目を細めなくても、譜面や鍵盤がはっきり見える気持ち良さを味わっています。視力の左右差も、補正してもらいました。両眼の度数が合うようになったおかげか、目の疲れも随分楽になったように感じます。以前の私は、「老化は仕方がないもの、受け入れるしかないもの」と思っていましたが、こと視力に関しては諦めずに治療を受けたほうが良いと実感しています。

ドクターからのコメント

受診されたときには、利き目の右目は矯正視力で0・6、すりガラス越しにものを見ているような状態で不便を感じているようでした。この方は演奏家ということで、遠くも近くも見える必要がありました。このようなケースには、やはり多焦点眼内レンズから選んでいただくと、不便さが解消されます。「何が不自由なのか」「どのようなシーンでよく見えたいのか」というご希望を具体的にお話しされると、医師も適切なレンズを提示しやすいです。

《ケース② 多焦点眼内レンズ手術》

強度の近視と乱視で、メガネでは視力が出ないため長年ハードコンタクトレンズを装用してきたBさん

（女性・50代）

両親ともに目が悪く私も小さいときから目が悪い状態でした。乱視も強く、メガネをしなければ弱視になるといわれ、小さいときからメガネをしていましたが高校生くらいからはハードコンタクトレンズを装用するようになりました。50代に入るとコンタクトレンズをしても焦点が合わなくなり、光が二重三重に見えるようになりました。これは異常だと思い、普段コンタクトレンズを作ってもらっている眼科で診察を受けると核白内障と診断されました。近眼が強いということで大学病院を紹介され、受診しました。小さい頃から近視と乱視が強かったのでそれも治したい旨を伝えましたが、大学病院の医師からは「無理です」の一言。「単焦点眼内レンズという、焦点が一カ所にしか合わないレンズを入れ

てあとは我慢してください、嫌ならほかで受けてください」と言われました。

私は裸眼で見ることができる多焦点眼内レンズというものを自分で調べて知っていましたので扱っている眼科に再度受診しました。するとまたそこでは「あなたの眼に合う多焦点眼内レンズはありません。強度の近視と乱視で合うレンズの度数がないです」と言われました。自分では諦めきれずいくつかの眼科を受診すると中原先生なら行っているよと教えてくれる先生に出会い、紹介状を書いてもらって中原眼科を受診しました。

私の眼の場合、現在保険と併用で行える多焦点眼内レンズでは到底度数が足りないということで、中原先生がすすめてくれたのは「エボルブ」というレンズでした。このレンズはどのメーカーでも対応できない近視や乱視にも対応してくれるものの、日本にはこのレンズの経験のある医師がほとんどいないため、世界では有名だけど日本ではあまり知られていないとのことでした。

先生に手術を任せ、レーザー白内障手術とダイヤモンドメスの手術をお願いしました。術後翌日にはびっくりするくらい見えました。また、ハローやグレアといわれる夜の見づらさが一切ないのです。片方の目が良くなったことを確認し、一週間後にもう片方も手術をしました。一度は諦めた裸眼での生活を実現してくれた中原先生には心から感謝していますし、医師選びの重要性を改めて感じています。

ドクターからのコメント

この患者さんは近視と乱視が非常に強い状態でした。乱視が強い状態は幼少期に正しい対応をしていないと弱視になってしまうこともあるのですが、幸い視力も出て良かったです。日本では医師の中でもいまだに多焦点眼内レンズの認知度が低く、知らない間に単焦点眼内レンズをすすめられ、裸眼で見えるチャンスを奪われてしまうことが多くあります。また厚生労働省認可の多焦点眼内レンズは多くの医師が扱うことができ、今まで多焦点眼内レンズというものを扱ったことのなかった医師が単焦点眼内レンズの延長線上で手術を行えば、そもそも良い成績は出ません。また、それ以上にレンズの選択肢が少なすぎて、本当は合うレンズがあるのに知らないままになってしまっている患者さんが多く存在します。手術の成果はすべて医師選びで決まります。

《ケース③ 多焦点眼内レンズ手術》

宅配便のドライバーのCさん（男性・60代）

私は、宅配便のドライバーをしております。信号の矢印が見えにくくなるなど視力低下が気になり、免許の更新も近いことから眼科を受診。診断の結果、日帰りの白内障手術に踏み切ることにしました。

私の希望としては、昼間の運転に支障がないことはもちろんですが、夜間の運転も問題なく行え、さらに伝票を確認したり、お客さんにも接したりする仕事なので近くも見えないと困ります。趣味で写真を撮ったりもしているので「ある程度近くと遠くも見たい」と、細かい注文をいろいろつけさせてもらいました。中原先生は、嫌な顔一つせず付き合ってくれ、希望を伝えやすかったです。眼内レンズには、単焦点と多焦点の2種類があり、またメーカーによってもたくさんの種類があるので、患者が自分だけで判断するのは本当に難しいです。私は、運転時にまぶしさがなく、遠方も近くも違和感なく見える「ミニウェル・レディー」というレンズをすすめてもらいました。光がにじんだりまぶしく見えるハロー・グレアという現象がほとんど起こらないレンズだそうです。

実は、若い頃に片方だけ白内障手術をしており、昔入れたレンズが濁ってきているとのことでした。ある時期に販売されたレンズは濁りやすい製品が一部にあったのだそうです。そこでもう片方の目は、レンズの入れ替えをしてもらいました。

術後の経過は良好で、視界が本当にクリアになりました。視力は1・0と免許の更新にも十分です。とても小さい字を見るときには老眼鏡が必要なこともありますが、運転するのも、伝票の確認をするのも裸眼でできます。休日には、若返った目で趣味のカメラを楽しんでいます。

ドクターからのコメント

20年ほど前、アクリルレンズが出始めた頃に、先発メーカーの製品において、術後にレンズが徐々に曇り始めるというトラブルが頻発しました。この頃にレンズを入れた方では、不具合が出ている方もいます。通常、白内障手術で入れた眼内レンズは、入れ替えることはまれです。眼内レンズの入れ替え手術は、繊細な眼を傷つけないようにしてレンズを取り出す必要があり、通常の手術よりも時間がかかり、また高い技術を要する手術になるからです。執刀医は、慎重に選ぶべきです。

今回使用したミニウェル・レディーは近方視力が少しだけ弱いですが、ハローやグレアがなく全体的に自然に見える、とても良好なレンズです。現在は、この弱点を少し補うことのできるミニウェル・プロクサという兄弟レンズも発売されています。この2種類のレンズを優位眼（利き目）と非優位眼に入れることによってフュージョンビジョンが完成し、遠方から近方まで裸眼でハロー・グレアなしで見ることができます。実際はミニウェル・プロクサはハローとグレアが少しありますが、比較的良い方法です。

《ケース④ 多焦点眼内レンズ手術》

アトピー性皮膚炎による白内障のDさん

（男性・30代）

子どもの頃から、アトピー性皮膚炎だった私。会社員になり転職した30歳頃、視界に違和感があり眼科を受診しました。そこで「アトピー性白内障（若年性白内障）」と診断され、「以前から異常なまぶしさを感じたり、パソコンの文字が読みにくかったりしたのは、そのせいだったんだ」と納得しました。白内障は進行しており、すぐに手術が必要とのことでした。

手術前には眼底検査や目の長さの測定などいろいろな検査をし、その後、1週間おいて片目ずつ両眼を手術しました。手術は1回トータル5分ぐらい。局所麻酔なので、手術時には、先生の声や何やら機械音のようなものは聞こえています。ライトを見ていたら、あっという間に痛みもなく手術は終わっていました。
翌日には、くすんでいた視界が澄み切った視界に変わり、こんなに変わるのだと驚きました。レンズについては、「まだ年齢が若いため、広い範囲が見えたほうがいいですよ」という中原先生のアドバイスを参考にし、多焦点眼内レンズから選びました。日常生活でメガネをかける必要はなく、スマートフォンの文字や写真も鮮やかに見えるようになりました。本当に感謝しています。

ドクターからのコメント

アトピー性皮膚炎の方は、若くして白内障になりやすく10代、20代で手術が必要になる方もいます。若年性白内障の手術で単焦点眼内レンズを選ぶと、若いうちに老眼になってしまうという問題がありましたが、これは多焦点眼内レンズを選択することで防ぐことができます。アトピー性皮膚炎の方の白内障は基本的に難しいため、執刀医によっては多焦点眼内レンズを選択してもらえないこともあります。注意点として、アトピー性皮膚炎の方は網膜剥離を合併しやすいため、執刀医は慎重に選んでください。白内障手術だけでなく、硝子体手術の経験もある医師に診てもらうと安心です。

《ケース⑤ 多焦点眼内レンズ手術》

多焦点眼内レンズによる白内障手術を行ったが手術をしてから不調になったEさん（女性・60代）

年齢が進むにしたがってだんだん視力が低下してきて、近くの眼科に行ったら年齢相応の白内障と診断されました。友人に「多焦点眼内レンズを挿入したらよく見えるようになったよ」という方がいて、その方のすすめで近くの病院で多焦点眼内レンズを保険併用で入れてもらいました。その病院では多焦点眼内レンズは一種類しか扱っておらず、入れるレンズを選択することはできませんでした。両眼同時に行ってもらったのですが、手術直後から焦点がどこにも合わず、めまいも起こるようになり、翌日も続きました。担当医に伝えると「慣れるまでには時間がかかります」との返答でした。しかし一週間経っても変わらず、私は「自分にこのレンズが合っていないのではないか」と思い、入れ替えなどについても担当医に聞きましたが、「今は慣れる時期で様子を見るのがいい」との一点張りでした。

その後一カ月経っても状況が変わらず、担当医にやはり入れ替えをしてもらいたい旨を伝えると、今度は、「一カ月経ったらレンズもくっついていて癒着していて入れ替えなんてできない」と言われました。最終的に私が気にし過ぎで異常者扱いされ、私は茫然としました。そのあとさまざまな病院に6カ所行きましたが、どこもすべて似たような返答で、気にし過ぎとか慣れれば良くなるなど、相手にしてくれません。

そんな中、白内障のやり直し手術を行っている中原先生を見つけ診察にうかがいました。そのときすでに手術を行ってから二年が経過していたのですが、先生は見た瞬間にこれはレンズがあなたの生活には合っていないタイプだねと即答し、やり直しできるかどうか、瞳孔を開いてからチェックすると言われました。そしてこれならやり直せると言われ、初めて希望の光が見えたのです。先生はレンズを入れ替えると少し手元がみづらくなるけど不快な症状はなくなるよとお話しされました。手術はまず片方を行いました。すると翌日には気にしていた症状が嘘のようになくなったのです。私はうれしさのあまり先生の前で涙を流してしまいました。そしてもう片方の眼の手術もお願いして、両方とも無事によく見えるようになりました。レンズ選びを安易に考えていたことを後悔しましたが、今はこの自分の貴重な体験を多くの方に役立てていただきたいと思っています。

ドクターからのコメント

多焦点眼内レンズには回折型と焦点深度拡張型というタイプのレンズがあります。回折型は皆さんがよく見られたことのあるようなグルグル巻きの線が入ったデザインをした眼内レンズです。このレンズはさまざまな場所に焦点を合わせることができまして、相性が合えばとても満足度の高いレンズです。選定療養対象の3焦点レンズなどもこのタイプになります。しかしながらまれですがどうしても合わない患者さんが一定数存在します。こういった方は手術を行う前の生活スタイルからある程度予測できます。しかしそういった対策も取られずに手術され不具合を生じそのまま泣き寝入りさせられている方があとを絶ちません。そういった方には私は焦点深度拡張型のレンズでの入れ替えをおすすめしています。このレンズは手元の見え方が少し弱いことはありますが、回折型にあるような嫌な症状がありません。自費のレンズになればより手元に強いものもあります。私は時間がすごく経過してからでもやり直しを行っています。やり直せるかどうかは実は最初に行った手術のうまさが大きく関係します。プロの外科医が行えばやり直しも行いやすいですが中級者くらいまでの医師のレベルだと難しくなってきます。やはり初回手術が極めて重要であるといえます。

《ケース⑥ 多焦点眼内レンズ手術》

強度近視で長年メガネをかけ続けてきたFさん

（女性・50代）

小学生の頃から近視が強くなり、この年齢になるまでメガネに頼って生きてきました。私の目は、裸眼視力が両眼とも0・01、指を目の手前10㎝ぐらいまで近づけないと見えない「強度近視」です。しかもドライアイがあり、コンタクトレンズが使えません。裸眼ではほとんど見えないので、朝起きるとまずメガネを探さなくてはなりません。マスクをすればレンズが曇りますし、化粧をするときにもメガネをつけたり外したり……と、不便を感じてきました。

あるとき、ホームドクターに「白内障が少し出てきている」と言われショックを受けました。まだ50代前半、まさかこの歳で白内障になるなんて想像もしていなかったのです。ドクターの説明では、強度近視の人は、人よりも早く白内障になりやすいそうです。私の白内障は「中心から濁ってくるタイプだから、手術が難しくなる前に早めに治したほうがよい。強度近視を矯正することもできるから」とのことでした。確かに少し前から、まぶしさを感じていましたし、これまでのメガネが合わなくなってきていました。

ホームドクターから「手術をするならこの医師」と紹介されたのが、中原先生でした。「メガネから解放されるチャンスですよ」と優しく言ってくださり、手術への不安が少し和らいだのを覚えています。また、私は少し緊張しやすいということで、手術の際には笑気麻酔というものを使ってくださり、リラックスして受けることができました。

術後は、何十年かぶりにメガネなしでも見えるようになり、感激しどおしです。裸眼では何もできなかった私が、今では読書も化粧も楽にできるようになりました。仕事ではパソコンの数字などが見えやすくなりました。難点があるとすれば、今まで見えていなかった肌のシワやシミ、家の汚れなどがはっきりと見えすぎることぐらいでしょうか。多焦点眼内レンズの性能には驚きましたが、ドクターとよく相談することが大切だと思いました。

白内障手術を早めに受けておいて良かった。メガネを探さなくていい人生は初めて。生まれ変わったような気分です。

ドクターからのコメント

強度近視の方の白内障手術では、長年のメガネ生活から解放されるというメリットがあり、レンズがその方に合えば喜ばれることが多いです。選定療養や日本国内に流通しているレンズでは強度近視に対応できるものはなく、ヨーロッパから輸入した「アクリバトリノバ」というレンズを使用しました。このレンズは強度の近視にも対応できる数少ないレンズです。術後は裸眼での生活を楽しみたいとのご希望でした。ただ、もともと手元を相当近い距離で見ていた方では、ピントを遠くに合わせすぎると手元が見えにくくなり、不便を感じてしまうケースも少なくありません。この方に使用したレンズはまさに希望に合致していて、現在、日常生活をメガネなしで過ごされています。趣味のお料理も問題ないということで、たいへん喜ばれています。

決して諦めない、ドクター中原の難症例解説

これまで担当してきた白内障手術のなかには、チン小帯が切れてレンズが目の奥に落下してしまった、瞳孔が開かない、以前受けた手術が雑で視力が低下してしまった、網膜剥離を起こしている、多焦点眼内レンズを希望したがほかの施設では無理だと断られた……など、難しい症例がいくつもあります。

診断を受けた際、医師から「手術はできない」とか、「もう手の施しようがない」と言われた場合には、本当に手術できない場合と、その施設ではできない（難易度の高い手術技術をもつ医師がいない）という意味の、２通りがありますが、患者さんには、どちらの理由で断られたのか判断がつかないことがほとんどだと思います。いくつもの施設で手術を断られ、困り果てた結果、最後の最後で、僕のところにたどり着いた患者さんもいます。

難しい症例の場合、患者さんには「もしかしたらダメかもしれない。でも、やってみましょう」と、正直に言います。手術をすることで視力が出せる可能性が少しでもあるなら、患者さんの想いに応えるのが本当の医療だと考えているからです。

手術の執刀医に、公式のランクづけはありません。スポーツ競技のようにオリンピックがあるわけでもないので、一般の方に見分けがつかなくても仕方のないことです。しかし、実際には白内障手術にしても、硝子体手術にしても、どこで受けても同じではありません。執刀医の技術にも上級、中級、初級と技術に大きな違いがあります。ですから、執刀医を選ぶことが重要なのです。網膜硝子体手術という難しい手術ができる医師かどうかは、一つの目安になります（執刀医を選ぶポイントは59～60ページ参照）。

僕は手術動画を包み隠さず公開しており、同じ眼科外科医の間でも非常に高く評価されています。その動画の事例も交えながら、白内障手術の難症例や硝子体手術について解説します。

手術の難易度に関わる目の病気や病態

白内障手術は、まったく問題のない場合もありますが、患者さんの目の状態や、もともともっていた疾患などによっては難しい手術となる場合もあります。

●成熟白内障（水晶体の核が硬い）

白濁が水晶体全体を覆った、極めて進行した白内障のことです。外から見ても、瞳孔が

grade 分類	核の色	核の硬さ
Ⅰ	透明〜乳白色	柔らかい
Ⅱ	白〜淡黄色	やや柔らかい
Ⅲ	黄色	中程度の硬さ
Ⅳ	琥珀色 （茶色がかった黄色）	硬い
Ⅴ	茶色	極めて硬い

白く濁って見えます。水晶体が非常に膨張したり、硬くなったりしているため、手術時間が長くなり、また難度の高い手術となります。実はこの手術にフェムトセカンドレーザーによるレーザー白内障手術装置を応用的に使用すると、成功率が格段に上昇します。しかし、応用的な方法であるのと、そもそもフェムトセカンドレーザーを所有している施設が少ないため、全国的には仕上がりの成績は良くありません。フェムトセカンドレーザーが格安になり、かつ保険適用になれば、普及するとは思いますが、現状は意識の高いドクターしか所有していません。

●チン小帯が弱っている・断裂している

水晶体は、チン小帯という伸び縮みする細かな繊維状の組織によって、目のなかで支えられ固定されています。

これが何らかの理由で弱くなっていたり、手術中に切れてしまうと水晶体が目の奥の方（硝子体）に落下してしまうことがあります。そうなると硝子体手術という難易度の高い術式に変わってきます。硝子体の手術経験のない医師による白内障の手術中に、このような事態が発生した場合には転院し再手術ということになります。処置が遅れると、視力低下や失明のリスクが高まります。

また、チン小帯の一部が切れているような場合には補強する処置が必要となりますが、その手術を行える眼科医も限られています。高齢の方やアトピー性皮膚炎の方、緑内障のある方など、チン小帯が弱くなるリスクのある方は、硝子体手術ができる医師を探さなくてはなりません。

●水晶体や眼内レンズ落下

水晶体や眼内レンズがすでに落下しているのは、チン小帯が緩んだり断裂した場合や、眼内レンズを入れる袋（水晶体嚢）が破れた場合などです。この場合にも、硝子体手術や眼球全体を覆っている強膜に眼内レンズを取りつける強膜内固定術といった難易度の高い手術が必要になります。

●瞳孔が開かない

白内障手術では、目薬を使用して瞳孔を開いて手術をします。しかし、何らかの理由（加齢、ケガ、疾患等）で瞳孔が開かなくなっている患者さんもいます。その場合には、ワーキングスペースが狭くなり、手術が長くなったり、難しくなったりします。僕個人の場合は、アイリスリトラクターといわれる、瞳孔をフックのようなもので引っ掛けて引っ張り拡張させるものを複数種類所有していますが、実はあまり使用することはなく、技術力でクリアしてしまうことがほとんどです。同業の医師からは「神業だね、常人離れしているね」と言われたり、海外のドクターからは「クレージー！（すごい、あり得ない）」と言われたりしますが、私にとっては普通のことです。機器に頼らず腕とテクニックでクリアしてしまったほうが、自然な仕上がりで瞳孔拡張器を使用しないため炎症反応が少なく、瞳孔に引っ張ったような跡も残らず、きれいな状況で終えることができます。やはり技術がすべてです。

●糖尿病網膜症

糖尿病網膜症は、進めば進むほど治療が難しくなります。糖尿病から白内障が起こってしまうこともあります。進行すると、硝子体手術により、剥離した網膜を元の位置に戻したり、異常な血管や増殖組織を取り除いたりする手術が必要になります。糖尿病網膜症は難手術の一つですが、適切な時期に、的確な技術で行えば進行を抑えることができます。糖尿病網膜症の治療はもちろんのこと、レーザー治療、硝子体注射、硝子体手術といった難症例にも対応できる技術をもった医師に診てもらう必要があります。

●網膜剥離・網膜裂孔

失明の恐れもある重大な病気のため、網膜硝子体手術の経験豊富な医師に診てもらいましょう。技術の差が大きい治療になるため、いかに良い執刀医に出会えるかが重要になります。網膜剥離は、格闘技やボクシングなど強い衝撃を受けるスポーツやアトピー性皮膚炎などの病気が原因で起こることもあります。これらの治療においても、専門的な技術が必要です。一般的に白内障の手術が同時に行われてしまうこともありますが、このようなときは意見を聞かれず単焦点眼内レンズを入れられてしまいます。僕は多焦点眼内レンズを入れてでも手術ができますので、同時に入れることもありますし、白内障手術をしないようにすることもできます。網膜剥離の手術で白内障を最高に仕上げるチャンスを失ってしまわぬよう注意が必要です。

●緑内障

緑内障と白内障を併発している場合、早めに手術をすることが望ましいのですが、手術の難度が上がるため、対応しないと決めている眼科もあります。

僕は、白内障手術と同時に、眼圧低下が可能な「iStent（アイステント）」という治療を行うこともできます。またそれ以外にも緑内障インプラント手術が発展してきて、今はマイクロシャントという新しい治療法も行えるようになりました。

●強度近視

強度近視の方では、白内障手術は近視矯正としてのメリットも大きいため、喜ばれることが多い手術です。しかし、白内障の進行に左右差がある場合、術後の視力の左右差をどうするかを検討する必要があります。手術が成功したというだけでは、患者さんに不満が残る場合もあります。豊富な経験とともに、手術および屈折矯正にも高い技術をもつ医師を選ぶことが、失敗を回避するポイントとなります。

《ケース⑦ 難しい症例》

白内障やり直し手術（白内障手術）

通常、白内障手術のやり直しはできない、一度目に入れたレンズは交換できないとされています。その理由は、レンズを取り出すのがやや難しい手術になるからです。また、いくら低侵襲の手術であっても、何度も目の手術を行うのは目にとって負担になり、あまり好ましくはありません。

しかし、入れ替えが可能かどうかといえば、技術のある医師ならば可能です。入れたはずのレンズがずれてしまっている場合や、患者さんの「過去に入れた眼内レンズを交換したい」「過去の手術では乱視や近視が治ると聞いていなかったので今から治したい」といった希望に応えるさまざまな方法があります。

他院で10年前に白内障手術（単焦点眼内レンズ）を受けた70代の男性は、手元のスマートフォンの文字や新聞を読むときなどにメガネが必要で不便であることから、両眼とも多焦点眼内レンズへの入れ替えを希望されました。この方が他院で手術をしたときには、単焦点眼内レンズしか選べなかったと話していました。

手術で古いレンズを取り出す際には、通常の手術よりも時間がかかります。前回の手術から時間が経っている場合、眼内レンズと水晶体嚢の癒着が起こるので、丁寧に癒着剥離を行う必要があるためです。手術は成功し現在、この方は、ほぼ裸眼で生活できるようになり、快適になったと喜んでいます。

あまりにも癒着がひどくなっていたり、目の周囲の組織が弱ってしまっていたりする場合には、手術自体が難しい場合があります。その場合にも、アドオンレンズといってもう1枚レンズを足す方法もあります。

《ケース⑧ 難しい症例》

乱視矯正白内障手術（白内障手術）

30代の若年性白内障、乱視用のレンズを希望されたケースです。乱視とは、目のゆがみのことをいい、角膜や水晶体の屈折力がバラバラで、一点で像を結ぶことができない状態をいいます。

白内障手術には、乱視矯正ができるトーリック眼内レンズが登場しています。つまり、白内障手術は、乱視矯正手術を兼ねる手術ともいえます。ただし、裸眼視力をきちんと出すためには、正しい角度で目のなかに固定しないと、期待したような効果は出ません。非常にデリケートで高度な手術技量が必要とされます。

眼科の手術も近年は、アナログからデジタルへ進歩してきており、デジタルアシストマーキングという技術が使われるようになりました。術前の検査から得た患者さんごとのデータから、切開創の位置や眼内レンズの固定位置をコンピュータがはじき出し、手術時にマーキングしてくれるというものです。

白内障手術は、レンズを入れるための創口を開ける、水晶体が包まれている薄い膜に窓を開ける（ＣＣＣと呼ぶ）、超音波で水晶体を砕いて吸引する、濁りを取って水晶体の膜だけを残す、眼内レンズを固定する、角度を合わせるという手順で進んでいきます。まず、これらすべての処置を、目のなかに傷をつけないように慎重に行う必要があります。

また、目というのは仰向けになると目の向きが回転する（回旋する）ため、座った状態で測定した乱視の方向が、仰向けの状態で変化してしまいます。コンピュータはこのズレを補正することができます。軸が1度ずれると３％矯正効果が落ち、30度ずれたら効果がなくなることが分かっています。デジタルアシストで乱視の方向のズレをなくすことが良い結果につながります。ＣＣＣの工程にもデジタルアシストが使えますが、コンピュータがマーキングする図柄が本来の位置とは微妙にずれることがあります。そのズレを経験値で補うのが、プロの眼科外科医といえるでしょう。ＣＣＣで開けた窓と眼内レンズの中心サイズがぴったりと合わさるように仕上げます。レーザー白内障手術の場合はこの円を正円に描くことができます。しかしレーザーの場合でも中心を決めたり設定値を変更したりするのは手作業です。いずれ人力ではなく、すべての処置を機械で行える時代がやってくるのかもしれません。しかし、現状は人力で微調整していく手法が、美しくズレのない仕上がりには欠かせません。最高の結果を求めるなら、やはり患者さんは術者を選ぶ必要があります。

《ケース⑨ 難しい症例》

重症網膜剥離と重症白内障を合併しているケース（硝子体手術＋白内障手術）

アトピー性皮膚炎を患う30代の男性、重症網膜剥離と重症白内障の方です。この方は、市中病院を受診するも治療は無理と言われ、そのあとに複数の大学病院を紹介されましたが、いずれも「手術不可能」と断られてしまいました。
30代とまだ若く、諦めるわけにはいきません。どうにかして手術ができる医師をと、探しに探して僕のところにたどり着きました。難しいのは分かっていましたが、患者さんの強い希望がありましたので、手術を引き受けました。

この方は、アトピー性皮膚炎の合併症で水晶体が真っ白になり、白内障がかなり進行していました。さらに水晶体を支えるチン小帯という組織が切れているため、水晶体が目のなかでグラグラ動いている状態でした。そこで、白内障と硝子体手術の同時手術となりました。

手術では、まず水晶体を砕いたのちに摘出します。水晶体が非常に硬くなっている場合には、通常、目に８～９㎜の創口を開け水晶体を取り出す方法をとりますが、近年は超音波の性能が良くなっていることもあり、細かく砕くことで３㎜程度の小さな創口から取り出すことができました（ただし、この処置も繊細な手技が必要になります）。

次に、網膜剥離の手術です。この手術を正確に行うには、「網膜硝子体手術」の技術が必要ですが、現在、眼科の専門領域が細分化されているため、白内障の手術ができても、硝子体の手術はしたことがないという医師が多く、「うちでは手術ができません」と断られることがあります。手術が可能だったとしても、より高い手術技術をもった執刀医となるとさらに少なくなります。この方のように、重症の白内障と重症の網膜剥離を併発しているケースでは、ほとんどの場合、手術を拒否されています。

ちなみに、硝子体とは、眼球の水晶体の奥にある透明なゼリー状の組織です。加齢や疾患によって変質し、網膜を引っ張ったり、出血で透明性が失われたりするなどして目の障害を引き起こします。

硝子体手術では、白目の部分に手術機器を挿入する小さな穴を3～4カ所に開けます。そこに、ハサミ、ピンセット、吸引装置、電気凝固、レーザー、光ファイバーといった器具などを挿入し、顕微鏡を使って手術を進めます。

この方の網膜は硝子体の組織と癒着し、よれてシワシワになった状態でした。網膜のシワを伸ばし、正常な眼球に戻さないことには視力が確保できません。このような場合には、まず硝子体というところにこびりついている網膜の組織を、網膜の前側、裏側双方から丁寧に剥がしていきます（網膜の裏側に触れることは、失明のリスクを伴う難しい処置になるため、この処置をやれる医師はほとんどいません）。また、硝子体の増殖組織（悪いところ）も剥がしていきます。その後、いったん剥がした網膜を正しい位置に伸ばしていく処置まで、すべての処置を直径0.5㎜という穴から行います。これで初めて、正常な目の状態に近づきます。

網膜剥離の手術が終わったところで、眼内レンズを入れていきます。通常は、水晶体の後嚢を残しそこにレンズを入れて固定しますが、この方の場合は水晶体を丸ごと取る処置をしていますので、眼球の強膜2カ所に眼内レンズを固定する方法をとりました。最後に、網膜の部分を、レーザー凝固処置をして安定させ、シリコンオイルを入れて完成です。このように世の中では諦められてしまっているケースでも、高い技術をもつドクターなら手術ができる可能性があります。

《ケース⑩ 難しい症例》

子どもの頃にハサミが目に刺さった女性の外傷性白内障／成熟白内障（硝子体手術＋白内障手術）

子どもの頃にハサミが目に刺さり、80年間、片方の目の視力が弱かった女性の手術です。当時は現代のような眼科手術の技術はなかったため、外傷により白くなった黒目に見た目を良くするために、墨を入れ黒く染める処置をされていました。外傷により水晶体が強烈な白内障となっているうえに、眼球内の組織が癒着しており、非常に難しいケースでした。どの医療機関にも、受け入れてもらえなかったそうです。

網膜が完全にダメになっていたら、見えるようになる可能性はゼロです。眼球を開いてみないと治せるかどうか分かりませんでした。

幸い、虹彩や角膜の癒着を丁寧に剥がし、水晶体を取り除き、新しく単焦点眼内レンズを入れ、0・1程度ですがなんとか視力を確保することができました。

実は、こうしたチャレンジングケースを率先してやる医師は多くはありません。失敗すれば、評判にも関わるリスキーな手術になるからです。しかし、僕は患者さんが希望し、見えるようになる可能性が少しでもある限り、手術の依頼を受けることにしています。医師側が及び腰になっていては、助けられる患者さんも助けられなくなります。網膜硝子体手術は非常に難しい手術ですが、局所麻酔で患者さんは痛みなく行うことができます。患者さんへの負担が少ないという点も、手術に踏み切った理由の一つです。

女性は涙を流して喜んでくれました。「やって良かった」という患者さんの言葉は、何ものにも代え難いものがあります。ですから、僕は「決して諦めない、断らない」と決めているのです。

《ケース⑪ 難しい症例》

黄斑上膜を発症した60代男性（硝子体手術）

黄斑上膜とは、ものを見るフィルムの網膜の上に膜が張ってしまう疾患のことです。進行してくると、視界にゆがみが出てきます。この手術にも網膜硝子体手術の高い技術が必要とされ、技術の低いドクターが手術をすると、かえってゆがみが出てしまうことがあります。ですから、患者さんは執刀医を慎重に選ぶ必要があります。

今回紹介するのは、60代の方の黄斑上膜の手術です。一般的に黄斑上膜の手術をする際には、白内障手術を一緒に行うことが多いです。しかし、僕の場合は不必要に水晶体を取り除くことはしません。白内障がさほど進行していない場合には、自前の水晶体を温存し、必要な時期に手術を行うことが、患者さんにとってはベストな方法だと考えているからです。

黄斑上膜の手術は、最も繊細な黄斑部の表面に張った膜を取る手術になります。視神経や網膜を傷つけないように、膜に少しずつアプローチし、少しずつ剥がしていきます。最後に網膜の中心にダメージを与えることなく剥がすことが重要です。このとき、手が震えてしまうと周辺組織を傷つけたり、黄斑にダメージを与え、術後にゆがみが出てきたりします。トップレベルの医師は、手術中に手が震えません。手術は10分程度で終了します。

黄斑上膜の手術をする際、患者さんは知らされないまま、白内障手術を行われていることがあります。硝子体の手術をする際、水晶体が邪魔になるからです。僕の手術では、術者の都合のために大事な水晶体を取ることはしません。一緒に手術をしたほうが良い場合と、水晶体を温存したほうが良い場合とに分けて手術を行うことにしています。

黄斑上膜と診断され手術が必要になった場合には、網膜硝子体手術を専門とする眼科外科医がいるクリニックで、セカンドオピニオンを受けることをおすすめします。

コラム

再び見えるようにしてくれた中原先生との出会い

～大学病院での網膜剥離の手術失敗で再手術をした女性の体験談～

私は数年前、妊娠中に左目の視力低下を感じ、近所の眼科を受診しました。すると、強度近視による網膜剥離が見つかり、大学病院での手術をすすめられました。紹介状を持って、大学病院を受診したところ、「手術はうつぶせ体位でないと施術できない。出産が終わってからにしましょう」と言われました。

このまま、出産が終わるまで待っていたら、失明してしまうかも。不安な気持ちに駆られ、セカンドオピニオンを求め、眼科も産婦人科もある別の大学病院を受診しました。担当医師は「なんでこうなるまで放っておいたんだ！　失明寸前じゃないか！」と怒鳴り、翌週には手術しなければならないと告げられました。妊娠中だと言っても、聞く耳持たずで、医師のスケジュールの空いている日に手術が行われることになりました。

手術の途中、息苦しさを何度も訴えましたが、聞いてもらえないうえ、イライラして言い争う執刀医と助手の声がより一層不安な気持ちにさせました。また、手術中に白内障の併発も知らされ、急遽《きゅうきょ》方針を変更。2時間の手術の間、「駆出性出血だ！」「これは失明だな」と耳を疑うようなやり取りが聞こえてきました。後日、網膜剥離の手術も行いましたが、結局私は左目の視力を失いました。

出産は無事に終えましたが、左目は見えないまま育児を余儀なくされました。経過観察で大学病院の眼科には通院していましたが、主治医は退職し、結局、なぜ手術が失敗したのかの説明も謝罪もありませんでした。不信感が募り、病院を変えることを決めました。「日本のどこかにきっと私の左目を治してくれる医師がいるはず」と信じ、ネットで検索をしていたところ、中原先生のクリニックにたどり着きました。

私は中原先生に大学病院で起こったことの一部始終を話しました。すると、「残念ながら、手術はあまりうまくいっていないようです」と言って、その理由を私が理解できるような易しい言葉で解説してくれました。私は悔しいやら、悲しいやら、絶望的な気持ちになりましたが、中原先生は「もう一度、手術をしましょう」と力強く言ってくれました。「医者にとっては一回の失敗だとしても、患者さんにとっては一大事。人生がかかっている。だからこそ医者は失敗してはいけないんだ」。この言葉にどれだけ救われたことでしょうか。私はこの先生にお任せしようと決心しました。

大学病院の手術からは半年以上が経過していましたが、あのときの痛みは忘れられないほど、つらいものでした。また、そんな苦痛を味わうことになるのかと思っていましたが、中原先生は手術中も常に気にかけてくださって、痛みもほとんど感じませんでした。しかも手術は1時間で終了しました。大学病院での手術はなぜあんなに時間をかけなければならなかったのだろうかとも思ってしまいました。また、手術後に網膜剥離の手術も不完全なものだったと聞かされました。

そして、術後7日目に、私の左目は見えるようになっていました。うれしくて、ただただ感激しました。初めから中原先生に診てもらっていたら、あんなつらい思いをすることはなかったのだと思います。大学病院だから、大きい病院だから大丈夫ではないのです。今回のことで、病院選びは本当に重要なんだなと思い知らされました。これから、目の手術を受けられる皆さんは、最高の医師に出会い、最高の治療をしてもらってほしいと願ってやみません。

スゴ腕サージャンはここが違う 僕が得意とする「網膜硝子体手術」とは

目は一つの臓器であり、白内障だけでなく、黄斑部や網膜疾患、緑内障など、ほかの疾患を併発した場合には、難度の高い手術でしか対応できないケースもあります。そうした場合にも、診察する医師と手術をする医師が一緒で、網膜硝子体手術を行えると安心です。いざというときのために、網膜硝子体手術についても説明しておきます。

網膜硝子体手術は、眼科医療のなかでは最も難度の高い手術といわれ、これを行うことができる医師は全体の1%もいません。現在は機器も随分と進歩して、安定した手術が行えるようになってきているものの、それでも硝子体手術を行う医師の数は限られます。腕が悪ければ、失明することもある手術です。

技術者が非常に少ないため、大学病院や市民病院では1週間以上待たされたり、難しいからと引き受けてもらえなかったり、たらい回しにされたりすることも少なくありません。網膜剥離や黄斑の手術は時間が勝負でもあり、本来は助かるはずの目が助けられなくなることも起きています。

硝子体は、水晶体の後方から網膜に達するまでの眼球の大部分を満たしているゲル状の物質のことです。無色透明のどろっとした物質ですが、その99％は水分です。網膜とくっついて眼球の形を保つと同時に、水晶体を通して入ってくる光を屈折させる役割をしています。硝子体手術が必要となる主な病気には、黄斑上膜、黄斑円孔、網膜剥離、糖尿病網膜症、ぶどう膜炎、硝子体出血、硝子体混濁などが挙げられます。病状がかなり進行した増殖性糖尿病網膜症では、白内障手術および網膜硝子体手術の同時手術が行われることもあります。

手術時間ですが、軽症の場合、最先端のハイスピードカッターを使用する僕の手術では5分程度で済みます。ただし、重症だと4時間かかることもあります。

白内障の同時手術について

日本では、網膜剥離などの硝子体手術を行う際に、白内障がなくても、白内障の同時手術が行われることがよくあります。これは硝子体手術を行うのに、水晶体が構造的に邪魔になるためです。網膜剥離など急を要する疾患の場合、患者さんへの丁寧な説明なく白内障の手術が同時に行われ、水晶体が取り除かれていたというようなことが起きています。水晶体がまだ使えるにもかかわらず取り除かれてしまった場合、レンズが目に合わないなどの不具合の原因にもなります。

僕は、白内障手術は、必要でなければ硝子体手術とは別に行うようにしています。まだ使える水晶体は温存し、適切な時期が来たら、白内障の手術を改めて行えばいいのです。この方法なら、硝子体手術後では不可能といわれている多焦点眼内レンズを挿入することもできます。ただし、水晶体を温存する方法は、高い技術が必要になりますから、誰でもできることではありません。もちろん一度の手術で将来の白内障手術も済ませてほしいという希望やとても強い白内障が発症している方は同時に行うことも可能です。

スゴ腕サージャンはここが違う 硝子体手術を行う主な疾患と手術方法

◆黄斑上膜

黄斑上膜は、網膜の表面に膜が形成される病気です。加齢により起きてくるものと、糖尿病網膜症や網膜剥離、ぶどう膜炎などの疾患が原因で起きてくるものがあります。また、白内障と同様にとても多く見られる疾患です。最初はゆがみなどの症状が軽いため、多くの施設では様子を見ると言われてしまうようです。そしていざ症状が進んでから手術を宣告されます。

しかし、症状が進めば回復しにくくなり、後遺症も残ってしまいます。現状では、技量的な問題で、手術によってかえってゆがみを起こしてしまう医師が多く、医療機関側が本来重要であるはずの早い段階で手術に踏み切ろうとしない傾向にあります。早い段階で手術をすると、トラブルが多く起きてしまうため、少し遅らせてから手術をすすめられることがほとんどです。

また、黄斑上膜の方には単焦点眼内レンズしか使用できないと言われることが多いですが、高い技術力のあるクリニックでは、適切な時期に手術を行い、黄斑機能を最大限に温存回復させるため、多焦点眼内レンズなどのプレミアムレンズの使用も可能です。

すでに多焦点眼内レンズを使用されている方の黄斑上膜の手術は、手術中に術者から膜が二重三重に見えるため最難度ですが、僕は行うことができます。

◆網膜剥離

網膜は、カメラでいうフィルムに当たる部分です。この網膜が眼底から剥がれる病気を「網膜剥離」といいます。主な原因は網膜裂孔（網膜の亀裂・穴）であり、その要因として、加齢や糖尿病網膜症などの疾患から起こる場合や、スポーツや事故などで受けた外傷から起こることもあります。老化や近視度の強さ、アトピー性皮膚炎などはリスク因子です。網膜は眼底にある毛細血管から酸素や栄養を受け取っていますので、剥離を起こすとそれらが供給されなくなります。結果として、網膜の機能は低下して、視野狭窄や視野欠損などが起こります。進行すると後遺症が多く残りますので、早期発見・早期治療が重要になってきます。

網膜剥離が手遅れとなった状態では、「硝子体手術」という手段があります。ただし、網膜剥離自体がそう頻繁に起こる病気ではないために、経験豊富な医師が少なく、手術の技術にも大きな差があります。経験豊富な医師の間では、近年の技術の進歩によって、早期治療であれば剥離した網膜と眼底を再び密着させる復位の成功率は90％を超えるようになりました。しかし、網膜剥離を発症した場合、一般的には大学病院などに紹介されますが、当日に手術できることは皆無で、1週間ほどしてからの手術もあり、良い成績を目指すのが困難とされています。また2週間程度の入院で行うことがほとんどです。

対して、僕は硝子体手術のスペシャリストです。手術を最先端の技術と最小のダメージで行い、入院せず早期の社会復帰を目指します。

一般的に、網膜剥離の手術は白内障の手術を併用しないとできないといわれています。白内障が発症していないにもかかわらず、医師サイドの理由で手術を行われてしまい後悔する方があとを絶ちません。

僕は、白内障の手術を併用しない水晶体を温存する網膜剥離手術をすすめています。そのあとに白内障を手術したいときには遠近両用などのレンズを含めたすべてのレンズを使用することができます。

町田、相模原、湘南、横浜北部から、かなりの数の網膜剥離の患者さんが集中して来ますが、ほとんどが医師からの紹介状持参で来院し、手術が必要であることも納得されているので、できるだけ即日手術を心掛け、患者さんの不安をなくし、良い成績を出せるよう努めています。正直非常に激務で、クリニックで寝泊まりすることも多くあります。いつまで継続できるか分かりませんが、自分自身の体力が続く限り続けようと思っています。

第 5 章

目指すのは
“最高”の眼科手術

患者さんの安心・満足のために医師がすべきこと

昔に比べると、医療技術は格段に進歩し、今や白内障手術は日帰り手術が可能になっています。しかしだからといって、誰にでもできる手軽な手術ではありません。小さな眼球内で行われる白内障手術は、非常に繊細な技術力が求められます。さらに手術に用いる機器やレンズの性能によっても、手術結果は変わってきます。多くの患者さんが思っているよりも、執刀医の腕の差は天と地ほどあります。患者さんには、正しい知識を身につけ、納得のいく医師選びをしてほしいのです。

僕がこの本を通していちばん伝えたかったことは、「白内障手術を受けることになったら、技術者（＝医師）を選んでほしい」ということに尽きます。

同時に、僕たち医師には、患者さん一人ひとりの意思を尊重して、適切な選択肢を示し、患者さんが納得して治療を選択できるように導く責任があると思っています。

そうでなければ、患者さんは路頭に迷うことになります。また手術中はもちろん、術後に合併症や見え方の不具合が起きた際にも、適切な対応がなされなければ、患者さんは、手術をしたことを一生悔やむことになります。

誰のための医療なのかということを、僕たち医療人は片時も忘れてはいけないと考えています。

ともかく、今の時代は選択肢が豊富にあり、患者さんが医師を選べる時代です。また、白内障手術は、医師が最高の技術を提供すれば、最高の結果が出せる手術です。皆様の大事な目を任せる以上、本当に信頼できる医師の手による手術を受けてほしい。そう切に願います。

２０２１年５月、僕は、東京都町田市に「中原眼科」を開院しました。ここには、僕の眼科外科医としてのすべてが詰まっているといっても過言ではありません。技術を磨き、どんなに難しい手術でも動揺しないタフさを身につけ、手術経験数も十分に積んできました。僕が最高と思える眼科の技術・手術を提供しています。

僕は、眼科手術のなかでも最も難しいといわれる網膜硝子体手術では、全国でもトップレベルの実績をもち、また眼科手術としてはこれまで3万件以上の施術を行ってきています。ここまで来るにはさまざまなことがありましたが、「患者さんに、自分の信じる正しい医療を行ってあげたい」、ただこの信念だけで突き進んできました。２０２１年あのときが開院のベストタイミングだと、自信をもって言うことができます。

手術を任せる以上、患者さんが担当する医師の実力や人となりを知りたいと思うのは当然のことです。この章では、僕がどのような医師人生を歩んできたか、また眼科外科医としての信条についても述べたいと思います。そして、僕が追求し続けてきた「最高の白内障手術」とはどのようなものなのかについても、紹介します。

真のボリュームサージャンと呼ばれるまで①

僕は大学卒業後、眼科外科医として白内障手術をはじめ、眼科領域では最高難度と呼ばれる硝子体手術にあたってきました。子どもの頃に受けた外傷により何十年も弱視だった方、網膜剥離を発症したプロボクサー、真っ白になるまで進行した成熟白内障や両眼ともに失明寸前だった糖尿病網膜症の方、他院での手術の失敗によりあわや失明寸前だった方など、難しい症例も数多く手がけてきています。

医師になった当初は、主に勤務医として研鑽を積んでいました。さまざまな医院で主に白内障手術や網膜剥離手術を担当しひたすら手術に没頭してきました。

今まで勤務してきた病院は、どこも手術件数の多い病院でした。手術件数が多いということは、難しい手術の依頼も増えるということです。ここで、難症例を多く行ってきた経験が、僕の眼科外科医としての分岐点になったと思います。何しろ毎日が、真剣勝負です。そして毎日続けていると、それが日常になります。気がつけば、どんなに難しい手術でも、ひるまない度胸とタフさが身についていました。

かくして僕は30代で、白内障手術と最高難度と呼ばれる硝子体手術で、通常では考えられない数の経験を得ることができました。

余談ですが、僕が研修医だった時代には、豚の目で手術の練習をしたものです。数にして１００個分は行ったでしょうか。現在は眼科も専門分野が細分化され、手術機器も進歩したことから、そこまでの練習をする研修医はもういないようです。

現在は安定した手術が行えるレーザー白内障手術機器も所有しています。それでも、執刀医の本当の力が試されるのは、最終的には「手技」です。非常に細かい手術操作を完璧にこなせなければ、良い視力を出すことはできません。外科医である以上、研鑽を積み手技を極めるということは、非常に重要なことだと思います。

真のボリュームサージャンと呼ばれるまで②

勤務医を経て僕はフリーランス手術専門医となりました。以前から個人的に手術動画をYouTubeで公開していたこともあって、多くの依頼を受けることとなりました。内容としてはあえて難しいケースの手術動画を、YouTubeチャンネルで公開したのです。自分の技術に自信がなければ、できないことです。

動画を公開すると、光栄なことに「すごい手術をするドクターがいる」と高い評価を受けました。さまざまな先生からもお声がかかりました。現在は中原眼科から新しいチャンネルが立ち上がっています。

僕が動画公開によって訴えたかったことは、「執刀医によって、白内障手術の手技の美しさやスピードは大きく異なる」ということでした。患者さんに向けて「最高の技術で白内障手術をすると、これほど違うのだ」と伝えたかったのです。

全国で依頼手術を行い、不誠実な医療の被害を受けている患者さんを多く治すようになり、僕はより一層「自分が正しいと思う手術で、より多くの患者さんを救いたい」という気持ちが強まりました。

フリーランス手術専門医となってからしばらくの間は、当初は充電期間にしようと考えていたのですが、フリーランスになった途端、手術依頼が殺到し予想外に忙しくなりました。YouTubeの手術動画を見た全国の先生方が、ありがたいことに「うちで執刀してくれないか」と、声をかけてくださったのです。

僕が得意とする網膜硝子体手術は、技術者が圧倒的に少ないこともあり、専門の外科医を必要としている眼科施設が数多くあります。開業までの17カ月という短い期間でしたが、僕の技術をほかの医師から聞き「ぜひ執刀をお願いしたい」と声をかけてくださる施設が次々と増えていきました。こうして僕は、最大で15カ所の医療機関で手術を受けもつこととなったのです。

例えば2020年の3月には、これだけの手術をこなしています。

白内障（多焦点眼内レンズ手術）　366件
白内障（保険手術）　228件
網膜硝子体手術　68件
緑内障手術　32件
眼瞼下垂等の眼形成手術　8件
角膜移植等の角膜手術　5件
※硝子体注射とレーザー治療は含まず
計　707件

この７０７件という数字は、一般的なクリニックの１～２年分の成績にあたります。結果として、17カ月間で延べ３０００件以上もの手術を行いました。ＷＥＢサイトで僕のブログを探し当て、どうしても僕に執刀してほしいと患者さんから個人的に依頼されたケースも多々あります。自分を頼ってきてくれる患者さんに納得してもらえる正しい医療を行うことができたことに、誇りを感じています。

僕のように年間にかなりの件数の手術を行う「ボリュームサージャン」といわれる眼科手術医は、日本に数十人います。ボリュームサージャンの評価軸はただ一つ、コンスタントに成績を残せるかどうかです。失敗しないので、依頼が途切れないのです。

通常の場合、施設の手術件数が増えてくれば、それに伴ってトラブルも増えていくものです。しかし、それを当然としてはいけません。トラブルに見舞われた患者さんには、一生を左右する最悪のことだからです。

僕は、「手術は、選ばれたドクターだけがやるべきである」と言い続けています。目は一つの臓器です。角膜も、白内障も、網膜もつながっているわけですから、比較的安全な白内障手術といえども、実力と経験を兼ね備えた医師が執刀すべきです。

また、経験が豊富で手術が早くても、それだけでは意味がありません。早くてかつ丁寧で、正確な施術によって患者さんの負担を減らし、視力回復にも好成績を残す医師が、「真のボリュームサージャン」といえます。僕の白内障手術は、基本的な手術なら3分から4分で終わります。手術が早くて美しいこと、失敗しないこと、網膜剥離のような難しい網膜硝子体手術も同時に行えること、それが僕の強みです。

フリーランスの医師として活動した期間は、自分自身が医師本来の姿でいられる良い機会でした。全国の先生方が、僕に良い医療を提供する機会を与えてくださったおかげで、本当に必要な手術を完璧に行うことができました。すべては患者さんのためです。経験に裏打ちされた、最高の医療技術を提供できることがどれだけ価値あることかを、再認識できた貴重な時間でした。真のボリュームサージャンのあるべき姿が、はっきりと見えてきた時間でもあったと思います。

こうして僕は、再び新しいスタートラインに立ったのです。

名医は手が震えない

僕は、手術で手が震えません。

こう書くと、患者さんは「手が震えてしまうことってあるの？」と不安になってしまうかもしれませんね。今は手術機器も進化して、ある一定レベルまでは機器が安全にやってくれるようになっていますから、必要以上に白内障手術を怖がることはありません。

ただ、最後まで手が震えずに白内障手術を完璧に美しく仕上げられる医師となると、そう多くはありません。そして、早くかつきれいな手術であるほど、目に対する負担を少なくし、合併症のリスクも軽減できます。術後に得られる見え方も大きく違ってきます。

目の手術のなかでも、白内障手術は、繊細さと大胆さの両方が求められる手術です。極めれば極めるほど、難しい手術であると感じています。

眼科手術のレベルを左右する重要な要素が、器用さと度胸です。正直なところ、手先の器用さというものは、もともともった能力であることが大きいです。僕は、昔から手先が器用で、人ができない細かい作業も難なくこなせる手をもっていました。それに加えて、勤務医時代から現在まで、相当数の手術件数をこなしてきた結果、どんなに緊迫した手術でもリラックスして臨めるようになりました。

元大リーガーのイチローさんをはじめ、一流のスポーツ選手には必ずルーチンというものがあることが知られています。試合前や重要なことの前に、毎回同じ行動やしぐさをすることで平常心を保ち、持てる実力を発揮します。

手術も同じで、僕自身も手術の前、そして1日を通して心を穏やかにすることを心掛けています。荒立った気持ちで手術を行えば、必ず眼の手術動作にも荒さや雑さが出るからです。すべてを完璧にするためには、持ち前の能力に加えて研鑽し続ける日々の努力も大切です。患者さんの大事な目を治療させてもらうのですから、常に気持ちを落ち着かせて手術に臨み、手術中も自分自身をコントロールするということが求められます。

例えばＣＣＣという水晶体を包む袋の前面をくり抜く処置があります。５～６㎜の大きさで丸く切開するのですが、これを完璧に行わないと、どんなにすばらしい眼内レンズを入れても、想定した視力を出すことができません。手が震えないということは、そうした細かい処置一つひとつに関わってくるのです。

手が震えないことを証明するには、実際の手術を見てもらうのがいちばんです。多くの医師や患者さんからの要望もあり、現在、YouTubeで、新しいチャンネル「眼科医中原将光」を公開し、「プロの〇〇手術」と題した動画を多数上げています。ちなみに僕の手術動画は、医師向けの手術教育ビデオとしても採用されています。

最初はちょっと怖いように感じられるかもしれませんが、見慣れてくると、手先のスピーディさや正確さというものを感じてもらえるのではないかと思います。保険診療での基本的な白内障手術なら、切開してから水晶体を砕いて取り除き、眼内レンズを入れるまでわずか3分程度で終了します。非常にスムーズで無駄のない、美しい手術に仕上がっていると自負しています。

ほかには、水晶体が真っ白になった目や網膜剥離の手術動画（網膜硝子体手術動画）などを公開しています。

硝子体手術とは、網膜剥離を目の内側から治す方法です。網膜はものを見るための重要な役割をしており、厚さ０・２㎜という非常に薄い膜です。その中央にある黄斑部というところには、視力や色の識別に関係する細胞があります。硝子体手術は、眼球の白目に３～４カ所ほどの小さな穴を開けて、細い器具を眼内に入れて操作する非常に繊細な手術であるため、精密さとスピードが非常に重要になってきます。ここでも、直径２㎝という小さな眼球のなかで処置するため、手が震えないことは非常に重要です。

また、良い医師は、患者さんにリラックスしてもらうのが上手です。僕は、いかなるときも患者さんファーストです。手術の際に、あまり痛みの話はしませんし、痛がらせないように行います。

目の手術は局所麻酔で行いますから、患者さんには機器の音や医師の声は聞こえています。その際、「痛くないですか?」「何かあったら声をかけてくださいね」と言われたら、患者さんは不安でいっぱいになってしまうはずです。また、医師が「光を見ていてくださいね。はい、始めますよ」と声をかけた瞬間に、患者さんはカチカチに緊張してしまうものです。緊張すると眼圧が上がってしまって、かえって痛みを助長しかねません。

種明かしをすると、僕の場合は「光が当たっているの、分かりますか?」と患者さんに声をかけたときには、もう切っています。緊張することなく、気づいたら終わっていたという手術であれば、患者さんは怖い思いをせずに済みます。

ともかく百聞は一見にしかずです。

機械オタクのドクターはここが違う

優れた技術をもつ医師は、機械オタクである。これは僕の持論ですが、ほぼ間違っていないと自信をもって言えます。高いレベルの手術を目指そうとすれば、自ずと最高の機器を選択せざるを得ないからです。

新しい機能をもつ機器が開発されると、メーカーの担当者は機械オタクの医師のもとへ真っ先に足を運びます。機械の説明をし、論文を示したり、実物に触れてもらったりして、導入を検討してもらうためです。すぐに導入するかしないかは、経営的な判断もありますが、少なくとも機器に詳しいことは、メリットになることはあってもデメリットにはなりません。

僕は、最高レベルの白内障手術に徹底的にこだわります。すばらしい手術機器をそろえることができ、とても満足しています。

例えば、白内障手術で使う超音波機器は眼圧のコントロールが可能な最新機器を導入しています。これにより、手術時の眼圧を低く抑えられ、患者さんの痛みの軽減につながります。

また、メス一つとってもダイヤモンドメスという切れ味の良いものを使います。これにより、切開創は世界最小の１・８㎜から３・２㎜まで選ぶことが可能です。一滴の血も流さないで手術する方法もあれば、あえて血液を出して傷口の接着を強くする切開方法も選ぶことができます。格闘家やスポーツ選手には後者の方法がおすすめです。

保険診療で行う白内障手術の費用は、全国どの医療機関でも一定ですが、執刀医や設備は施設ごとに異なります。同じ費用をかけるなら、「上手な先生に手術をしてもらいたい」と誰もが思うことでしょう。目にメスを入れるということは、最初はとても怖いと感じると思います。だからこそ、安心して任せられる医師に出会い、適切な治療を受けてもらいたいです。そして担当医が手術機器に詳しいかどうかは、実力を測る目安の一つになりますので、ぜひ覚えておいてください。

僕自身は、これから先、満足できる手術ができなくなったらメスを置く覚悟です。年齢を重ねていけば、いつかそういう時期はやってくるでしょう。世界的なトップアスリートにもピークの時期が必ずあるように、手術医にも最高の成績を出せる時期というものがあると感じています。

現在の僕の年齢は45歳。この年齢で、これだけの手術件数をこなしてきたドクターは類を見ません。最も脂ののった時期に、最高の治療技術を提供したい。患者さん一人ひとりに、最高の結果を出してあげたい。手術の道具や機器にこだわるのは、結果にこだわっているからです。医師の洗練された技術と、それを存分にサポートする医療機器によって美しい仕上がりとスピードを両立することができ、ひいては患者さんの早期回復と良い視力に結びつきます。

最高の医療機器をそろえて臨む最高の白内障手術

現在、僕が力を入れているのが、「ヘッズアップサージェリー」というものです。これは、患者さんの患部を３Ｄ４Ｋ有機ＥＬという高画質の画面で見ながら手術を行うもので、医師は手元を見るのではなく、頭を上げた姿勢で手術を行うのでヘッズアップと呼ばれています。眼科医療の分野では、最新の手術方法です。

この最新の医療機器を使うと、最高画質の顕微鏡が備わっているため、少ない光量で、患部の細部まで見ることができます。

手術をする際には、患部がよく見えなくてはいけませんが、従来の機器では強い光が当たることで、目の黄斑にある視細胞やその奥の組織にダメージを与えてしまうことがありました。ヘッズアップサージェリーの場合、従来の顕微鏡手術に比べると8割ほど少ない光量で実施できるため、患者さんの網膜の障害が軽減されます。非常に高価な機器になるために、全国的に見て、まだこの手術を受けられる施設は多くありません。

医師が機器に詳しいかどうか、患者さんには見分けがつきにくいと思いますが、ＷＥＢサイトで設備や機器について詳細に記載している施設もあります。そうしたところも見ながら、検討する必要があります。

見える手術室

僕は、患者さんにすべてを見せられる執刀医でありたいと思っています。ご家族にとっても、担当の先生は「どんな手術をするのかな」「しっかりやってくれるのかな」と気になるものです。透明性を保つことは、非常に大切なことです。

そこで、僕は手術室横にガラス張りの手術見学室を設けました。希望すれば、ご家族には手術中の様子を見てもらえるようになっています。患者さんにとっても、安心材料の一つになります。

患者さんやそのご家族に、手術の詳しい内容は分からないかもしれません。でも、大切なのは医師を信頼し、安心して手術を受けてもらうことです。同時に、すべてを包み隠さず見せるということは、自らの技術を磨き続けるモチベーションにもなります。僕は、診察から手術まで一人の医師が担当することにもこだわっています。

◆ダイヤモンドメス

僕の執刀では、ダイヤモンドメスを使用します。このメスは切れ味が非常にシャープであるため、高い技術をもつ医師しか使いこなすことができません。しかし、一般的な金属製のメスに比べるとキレイな切り口になるため、縫合の必要がなく自然に創口がふさがります。この方法ですと、術後すぐにものを見ることができるので、入院の必要もありません。眼帯の必要もなく、歩いて退院し自宅でゆっくり過ごしてもらうことができます。

◆次世代白内障手術機器センチュリオン・アクティブセントリー

白内障手術では、濁った水晶体を取り除き、人工のレンズへの入れ替えを行います。現在では、超音波を使って濁った水晶体を細かく砕くと同時に、吸い取って目のなかから取り除く「超音波乳化吸引術」という方法が使われるのが一般的です。硬い水晶体を砕く力をもった機器となるため、扱いを間違うと目のほかの組織にダメージを与えてしまうことがあります。ですから、医師の技量はもちろんですが、機械の性能も重要です。

センチュリオン・アクティブセントリーは２０２０年1月に発売された最新機種です。この機器には、白内障で濁った水晶体を乳化吸引するハンドピースという手術機器が搭載されていますが、ハンドピース自体にセンサーを搭載し、術中の眼圧をコントロールすることが可能です。

白内障手術は、現在、局所麻酔によりほとんど痛みを感じることはありません。ただし手術中、これまでは水晶体を吸い取るときに高い眼圧をかける必要がありました。眼圧の正常値は10〜21mmHgですが、従来の機器では60〜80mmHgと非常に高い圧をかけて手術をすることになります。これが、術中の強い痛みの原因になることがありました。

それに対して、センチュリオン・アクティブセントリーは、眼の中の圧を20mmHgという、従来より低い圧で手術を行うことができます。術中の痛みや合併症のリスクが軽減され、目に優しい手術が行えるようになっています。

◆顕微鏡ARTEVO800

白内障手術は、直径２cm程度の人の眼の中で行う繊細な手術です。よって、顕微鏡はよく見えれば見えるほど繊細な美しい手術ができます。従来の顕微鏡は、強い光を与えなければ情報が得られず手術を行うことができませんでしたが、ＡＲＴＥＶＯ８００では従来顕微鏡より光量を80％少なくすることができるようになりました。まぶしくない手術、そして網膜への光障害を防ぐことが可能となったのです。

また、4Kカメラを搭載した、眼科用3D手術顕微鏡システムとなっており、医師は、頭を起こした姿勢でモニターを見ながら手術を行うことができます。医師への負担も少なくなり、より安定して手術が行えるというわけです。

難点があるとすればその金額です。通常の白内障手術顕微鏡が5台買えてしまう金額のため、日本全国でも最先端施設に十数台しか所有されていない最新の顕微鏡です。手術成績にこだわる僕の手術では、すべての手術でこの顕微鏡を使います。

◆静脈麻酔・笑気麻酔

僕の白内障手術は、非常に短時間の3分から4分で終了します。痛みもなく心配はいりませんが、希望する方には、静脈麻酔でうとうとした状態にしたり、笑気麻酔という方法でリラックスしてもらうこともできます。また、手術中は顔に布をかけるため息苦しさを感じる方もいますので、酸素吸入装置も完備しております。白内障手術においてここまでの態勢で行う施設は、非常に少ないです。

◆レーザー白内障手術装置　LenSx

眼科ではレーザーといっても種類がたくさんありますが、レーザー白内障手術装置はフェムトセカンドレーザーというものを使用しています。現在所有している施設は、おおむね白内障手術にこだわり続けて、件数も多く行っている病院と考えてよいと思います。このレーザー所有者にしか分からない悩みは、採算がとれるようなものではなく年間の維持費用も莫大な金額がかかるということです。表現は悪いですが、お金目当てで手術を行っていれば導入する必要はありません。もちろん開院したてで所有していない施設もあると思います。このレーザー白内障手術装置は純粋に成績が良く、人間の手では不可能な精度で切ることができます。僕は、レーザーよりも人間の手のほうがきれいにできる部分はダイヤモンドメスを用いて行い、フェムトセカンドレーザーの良いところだけを使って行うハイブリッド白内障手術を施行しています。残念ながら保険が利かず自由診療になりますが、フェムトセカンドレーザー白内障手術装置を所有している施設で手術を受けることができるのであれば、ぜひ執刀医にお願いするとよいと思います。

単焦点眼内レンズ（保険診療を希望される方へ）

僕のポリシーは、「すべてにおいて最高のものを患者さんに提供する」を実践することです。保険診療であっても、そのスタンスは変わりません。

保険診療の手術では患者さんの支払金額（保険点数）は全国一律で、病院側はその金額のなかでやりくりしなければなりません。しかし眼内レンズの定価は、メーカーや品質によって異なります。定価も納入価格も高いレンズは、患者さんにはメリットが大きいですが、医院にとっては利益が減少してしまいます。そのため、医師が取り扱うレンズや患者さんにすすめているレンズは、その医院ごとに微妙に異なっているのです。

保険診療においては、主に単焦点眼内レンズから選んでもらうことになりますが、僕は「Clareon」という単焦点眼内レンズを採用しています。値段が高いために日本では広く使用されていませんが、透明性が高く濁りにくいという特性をもつ優れたレンズです。

また、クラレオンと同等に透明性と安定性が最高峰のテクニスというレンズも同時に採用しています。これらのレンズは同じ単焦点でも少し雰囲気が違うため患者さんによって使い分けています。

また、僕はこのテクニスの乱視用（トーリック）レンズを医師個人として日本で一番使用しています（２０２３年）。

保険の手術では患者さんの支払額は一定で、医院がその中でやり繰りしなければなりませんが、乱視用のレンズは高額なため、使用すれば使用するほど医院の収益は減収になります。

したがって、この結果は純粋に収益のためではなく患者さんのために行う手術を行ってきた結果だと自負しており、医療人としてもかっこいいことであると思っております。

医療は、医師のためでなく、患者さんのために行うものです。私腹を肥やすのか、患者さんに最高のものを提供するのか。経営者（または院長）の考え方一つで、患者さんに提供できるものには大きな違いが出ます。

患者さんがご自身の見え方に合ったレンズを選ぶのは、難しいものです。僕は患者さんのご希望に合わせて、ご自身にいちばん合うと思われるレンズを選択できるようにしています。

医学の世界は日進月歩、手術法や機器や眼内レンズはこれからも進歩し続けるでしょう。そのスピードに遅れないように、常に最高の技術を提供することを目指して、僕自身も精進していきます。患者さんが喜んでくださるその笑顔こそが、僕の支えとなり励みとなっています。

おわりに

最後までお読みいただき、ありがとうございました。白内障手術の奥深さや医師を選ぶことの重要性について、皆さんに僕の思いは伝わったでしょうか。

最近、僕の白内障手術を受けた、ある高齢の女性患者さんの話です。

日帰り手術の翌日、診察に訪れた患者さんを見て、あっと驚きました。見違えるほどキレイにお化粧をされて（眼の周りは避けていました）、身なりもきちんとされ、軽快な足取りで診察室に入ってこられたのです。

手術当日まで、化粧っ気はまったくなく、どちらかというと地味な印象の方だったので、別人のようでした。10歳以上、若返って見えました。

「先生、すごくよく見えるようになった！　ありがとう。でも、私こんなにシミやシワがあったなんてショックだったわ」

興奮気味に話され、とても喜んでくださいました。僕にとっても、いちばんうれしい瞬間です。

この方のように、見える目を手に入れると、身なりから歩き方、表情まで見違える人はたくさんいます。ものがきちんと見えるということは、こんなにも人を若々しく前向きにしてくれるのだといつも驚かされます。

そして、患者さんが喜んでくださるたびに、「眼科外科医をやってきて良かった。患者さんが本当に必要とする医療をやっていきたい。誰が見ても恥ずかしくない、正しい医療を提供したい」という思いがどんどん強くなります。

現代の医学は、日進月歩で発展を続けています。白内障手術も例外ではなく、今では日本全国でたくさんの患者さんが手術を受け、見える目を手に入れています。眼内レンズも性能の良いものが次々と登場しています。

しかし、本当に良い医療を提供するには、医師の志や考え方が大きく影響します。なかには、医師に適切なアドバイスや処置をしてもらえなかったために、思うような見え方にならずがっかりされている方、術後にトラブルに見舞われ不信感でいっぱいの方、手術のやり直しを求めても「手術自体は成功している」と押し切られ泣く泣く諦めていた患者さんもいます。このような方を一人でも救いたいという気持ちで、僕は極めて難しい手術も断らずに、多くの方の目の治療を行ってきました。患者さん一人ひとりに寄り添い、全力で使命を果たす。それが医師としての僕の役割だと信じているからです。

「絶対成功させるからね」。僕は手術の前には、そう患者さんに声をかけ安心してもらうようにしています。

外傷により目の組織がダメージを受けているケースなど、本当に難しい手術の場合には、正直に患者さんに伝えます。

「とても難しいケースですよ。見えるかどうかはやってみないと分からない。ただ、僕は諦めないよ。最後まであなたと一緒に頑張るから、僕に任せてほしい。信頼してほしい」

患者さんの気持ちに寄り添い、誠意をもって伝えれば、患者さんは理解してくれます。信頼して手術を任せてくれます。

僕の患者さんのなかには、他院でモンスターペイシェントだと嫌がられて病院を変えた方もいます。仮にそうだとしても、僕は嫌だとは思ったことはありません。きっと、手術が怖いから口うるさくなってしまっているだけです。

患者さんは教師、患者さんの声は貴重な意見だと受け止める。そして、笑顔で帰ってもらえるように最善を尽くすように接していると、僕のいちばんのファンになってくれます。「先生が良い」と言って、最後まで通って来てくれます。患者さんに教えられることは、本当に多いです。疲れが吹き飛ぶくらい、たくさんのエネルギーを患者さんからいただいています。

15年ほど前、尊敬している網膜硝子体手術の専門家である大学教授に「中原先生は患者さんを決してミスリードしてはいけないよ。先生は腕が良いから、患者さんを良くすることもできれば、その力で間違った方向に進めてしまうこともできるから」と言われたことがあります。その言葉を胸に刻みながら、これからも精進していきたいと思っています。

高齢の女性が、白内障手術を受けただけで、身なりも歩き方もしっかりしてきたように、治療によって視機能を確保するということは、日常生活にさまざまな良いことをもたらします。今の時代は白内障で視力が低下してきても、手術を受けることで〝新しい目〟を手に入れることができます。歳を重ねても、仕事や趣味、ボランティア、スポーツなどを、今までどおり続けていくことができるのです。視機能が向上すると、認知機能にも良い影響をもたらすことが分かっています。

ただ、白内障手術はいつでも受けられるからまだ先延ばしでいいやと思っていると、良いタイミングを逃してしまうかもしれません。年齢を重ねると、白内障だけでなくさまざまな病気にかかりやすくなるものです。白内障自体は命に関わる病気ではないため、治療が後回しになってしまうことはよくあります。急を要さない白内障であっても、「あと何年以内には手術を受けよう」というふうに、将来を見据えてご自身なりの計画を立てておくのもおすすめです。

僕はこれからも患者さんの目を守る最後の砦として、断らない、諦めない、最高の技術を提供する眼科外科医であり続けたいと思っています。同時に、良い医療技術を広めるということもやっていかねばなりません。世の不誠実な医療による被害者を少しでも減らせるように、動画チャンネルをはじめ、さまざまな機会を活用して発信していくつもりです。

僕がこのように理想の医療の提供ができるのは、周りの方たちのおかげです。

患者さんが手術に不安をもたないよう最大限安心できるよう接してくれて、そして私の理想の手術に対するわがままにも嫌な顔をせず、いつも的確な準備をして毎日遅くまでついてきてくれる中原眼科のスタッフに心から感謝いたします。

また、多くの手術で帰宅できずクリニックに泊まらなければいけなくなっても、医師という職業を理解してくれている子どもたち、そんな家庭を支えて手術に専念させてくれて、そして看護師という同じ医療人としていつもいちばんに支えてくれる最愛の妻に心より感謝します。

本書が、白内障手術を検討されている方のお役に立ちますように。そして、すばらしい医師に出会い、皆さんのこれからの人生がもっともっと輝きますように。

白内障手術や目の手術のことで何か困ったことがあれば、お気軽にお問い合わせください。今、僕ができる最高の診察と手術をさせてもらいます。

中原将光

中原将光（なかはら まさみつ）

東京都武蔵野市生まれ。私立海城高校卒業後に国立浜松医科大学へ入学。医師免許取得後、2003年に東京医科歯科大学病院眼科の網膜硝子体グループにて研修を積み、2005年横浜市立大学眼科医局に属し横浜市大センター病院にて従事。
その後、国際親善病院眼科、神奈川県立足柄上病院の部長を歴任し地域医療に貢献。手術の技術を求め、フリーランスの外科眼科医として全国で依頼手術を行い、気がつけば誰もが断る最高難度手術も引き受けるタフさを身につける。理想の診療と手術を提供するため、中原眼科を開院。

＜所属学会・資格＞
アメリカ眼科学会、アメリカ白内障屈折矯正学会、ヨーロッパ白内障屈折手術学会、日本眼科学会認定専門医、日本抗加齢学会認定専門医、近視矯正手術ICL認定医、DSEAK角膜内皮移植認定医、緑内障 iStent 認定医、緑内障プリザーフロ認定医、VISX エキシマレーザー認定医、VISX フェムトセカンドレーザー認定医、オルソケラトロジー認定医、光線力学療法（PDT）認定医、身体障害者福祉法指定医

本書についての
ご意見・ご感想はコチラ

スゴ腕サージャンが解説！

改訂版　最高の白内障手術

2024年3月6日　第1刷発行

著　者　　中原将光
発行人　　久保田貴幸

発行元　　株式会社 幻冬舎メディアコンサルティング
〒151-0051　東京都渋谷区千駄ヶ谷4-9-7
電話　03-5411-6440（編集）

発売元　　株式会社 幻冬舎
〒151-0051　東京都渋谷区千駄ヶ谷4-9-7
電話　03-5411-6222（営業）

印刷・製本　中央精版印刷株式会社
装　丁　　弓田和則

検印廃止

ISBN 978-4-344-94769-6 C0047
幻冬舎メディアコンサルティングHP
https://www.gentosha-mc.com/